Thorsten Dargatz

Slow-Motion Fitness

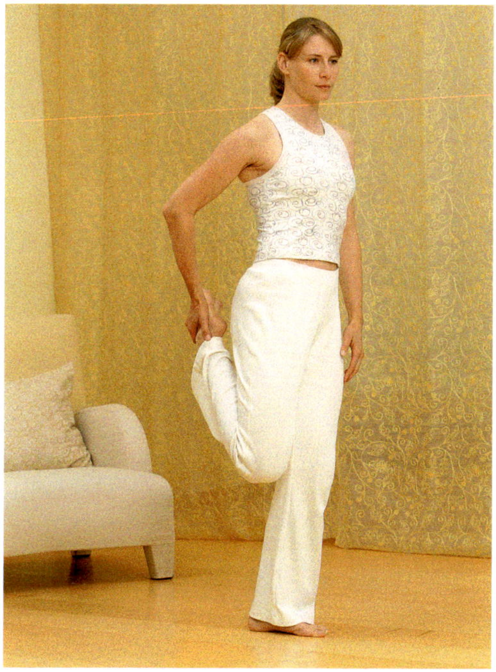

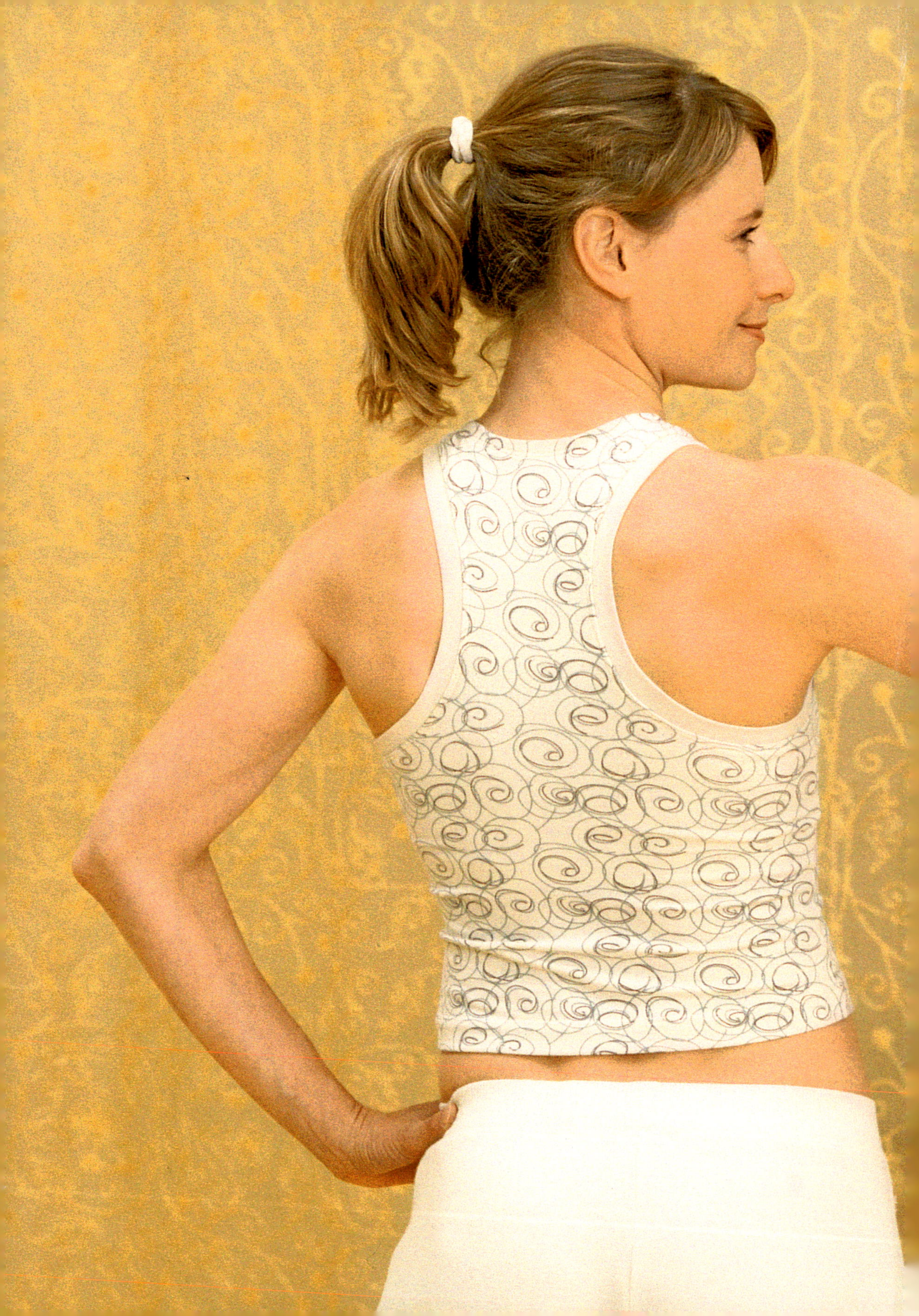

THORSTEN DARGATZ

SLOW-MOTION FITNESS

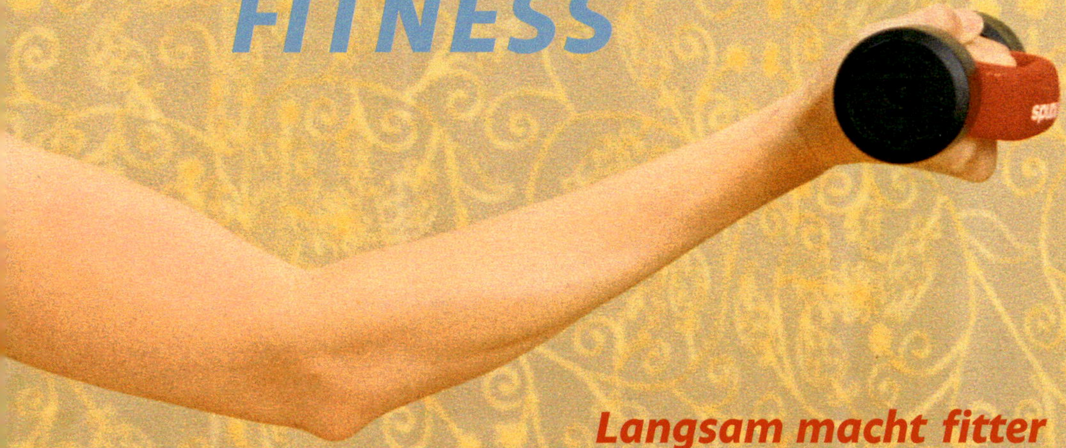

Langsam macht fitter

blv

Inhalt

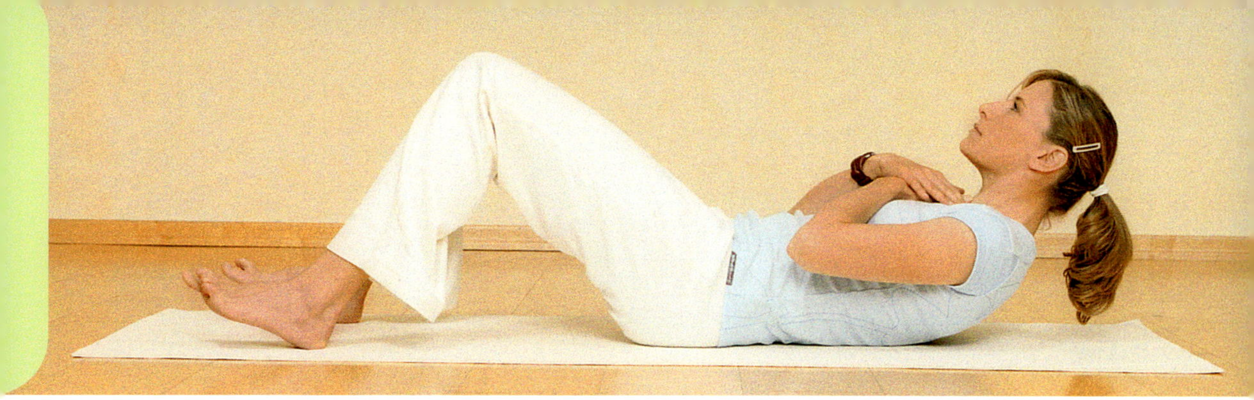

Einleitung

Der Entschluss ist gefasst: Sie wollen endlich runter von der Lethargiecouch, sehnen sich nach mehr Energie und Kraft, wollen sich begehrenswert fühlen und auch etwas für die Gesundheit tun, ohne sich stundenlang dafür zu schinden. Dann habe ich genau das Richtige für Sie: Slow-Motion-Fitness - das neue revolutionäre Workout. Nur zweimal die Woche 20 Minuten Training reichen aus, um Ihren Körper in einen funktionstüchtigen Organismus zu verwandeln - egal in welchem Alter. Slow-Motion-Fitness ist das wissenschaftliche Ergebnis der jahrelangen Suche nach einem maßgeschneiderten Sportrezept für Frauen und Männer.

Joggen, Walken, Radeln - so hieß lange Zeit die Empfehlung der Experten als bestes Mittel für die Fitness. Doch an dieser Überzeugung kratzen mittlerweile zahlreiche Studien. Sie beweisen: Ein leichtes Muskeltraining ist mindestens genauso wichtig für die Gesundheit. Höchste Zeit, sich etwas mehr um die 639 Motoren des menschlichen Körpers zu kümmern. Die Kraftübungen im Schneckentempo sind äußerst effektiv und auch für Ungeübte leicht umsetzbar. Und das Wichtigste: Die Erfolge des Zeitlupentrainings lassen nicht lange auf sich warten. Straffe und schlanke Muskeln verdrängen die ungeliebten Fettpolster, die Haut glättet sich, die Ausstrahlung wird jugendlich frisch - Anti-Aging pur. Starke Muskeln bewahren das empfindliche Knochengerüst vor Fehl- oder Überbelastung. Gelenk- und Rückenschmerzen sowie Osteoporose spielen dann keine Rolle mehr. Je mehr Muskeln den Körper auf Trab halten, desto schlagkräftiger ist auch das Immunsystem. Besonders aktive Killerzellen vernichten Bakterien, Viren und sogar Krebszellen. Auch für »sauberes« Blut ist dann gesorgt. Denn wenn Muskeln arbeiten, vermindert sich der Anteil der Blutfette. Folge: Der Anteil

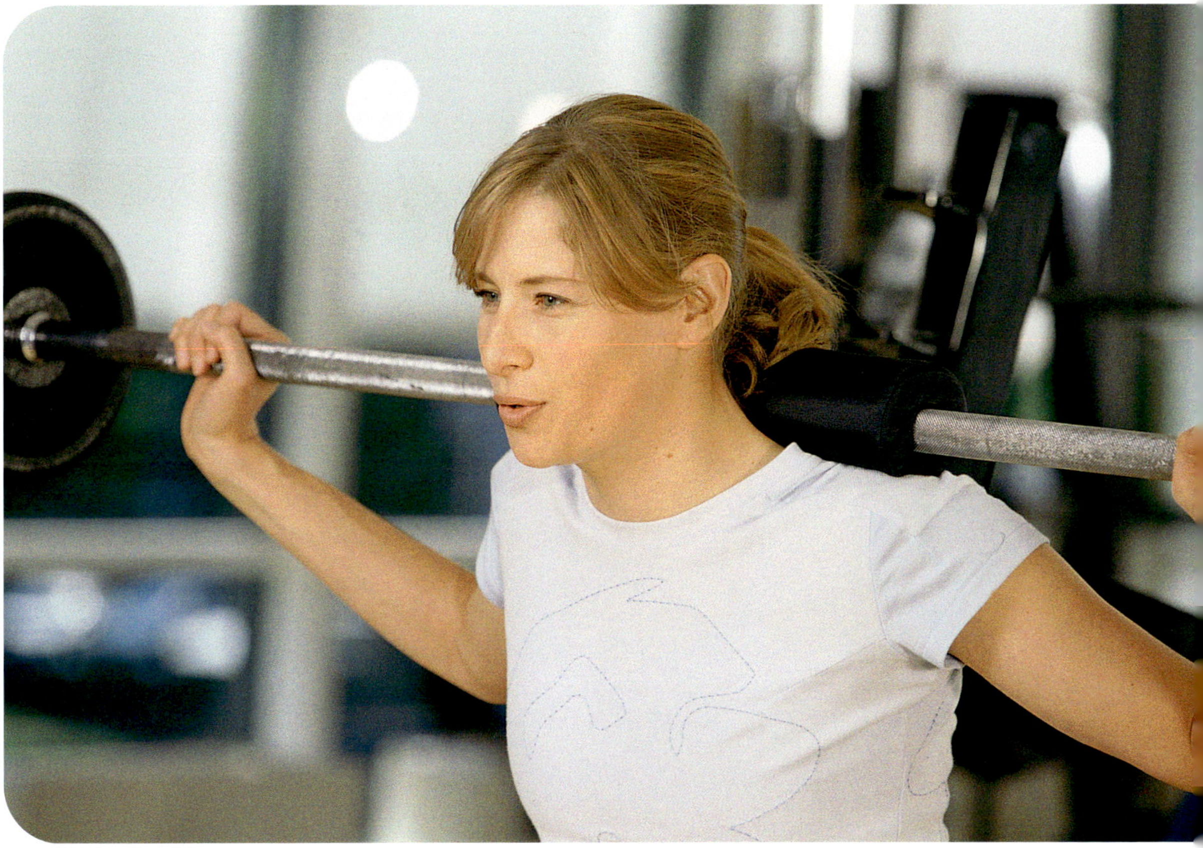

des »bösen« Cholesterins reduziert sich, das Blut fließt besser und kann nicht so leicht gerinnen. Weiteres Plus: Das Spezialtraining bringt den Hormonhaushalt ins Lot. Die so genannte Ruhekonzentration vieler Hormone im Blut sinkt. Das heißt, für die Aufrechterhaltung normaler Körperfunktionen wie Stoffwechsel und Verdauung werden geringere Hormonmengen benötigt. Dadurch wird auch der altersbedingt sinkende Hormonspiegel teilweise ausgeglichen – sowohl bei Männern als auch bei Frauen. Das wirkt sich, neben vielen anderen Dingen, positiv auf die Sexualität aus. Und was selbst die Fachwelt verblüffte: Slow-Motion-Fitness hat direkte Auswirkungen auf das Herz. Der Ruhepuls sinkt, das Herz arbeitet ökonomischer und schlägt aus Dankbarkeit 20 Jahre länger.

Slow-Motion-Fitness stärkt Muskeln und Immunsystem, macht schlank, ermöglicht rasche Leistungssteigerungen, ist für jedes Alter geeignet – und macht Spaß. Auf geht's!

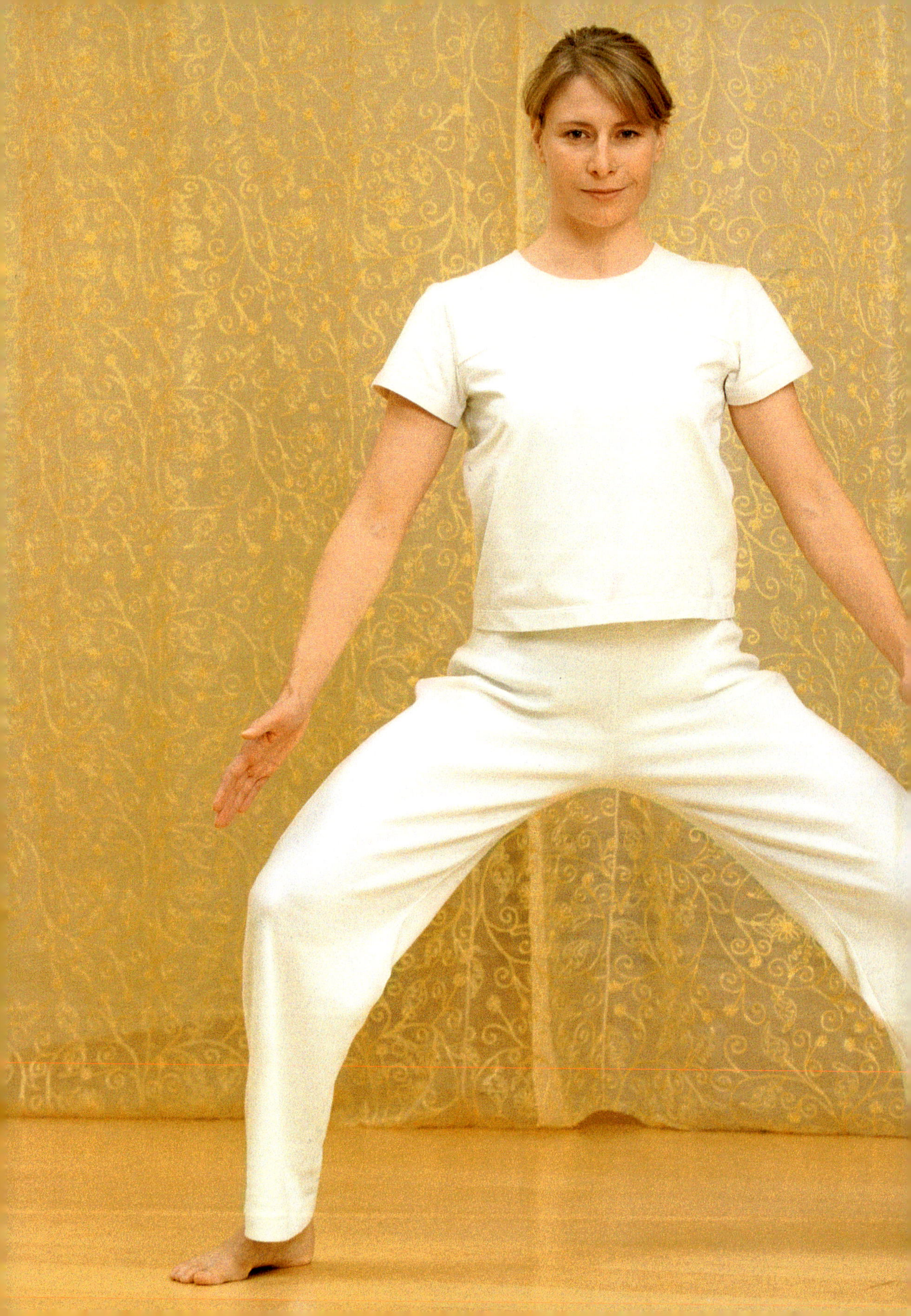

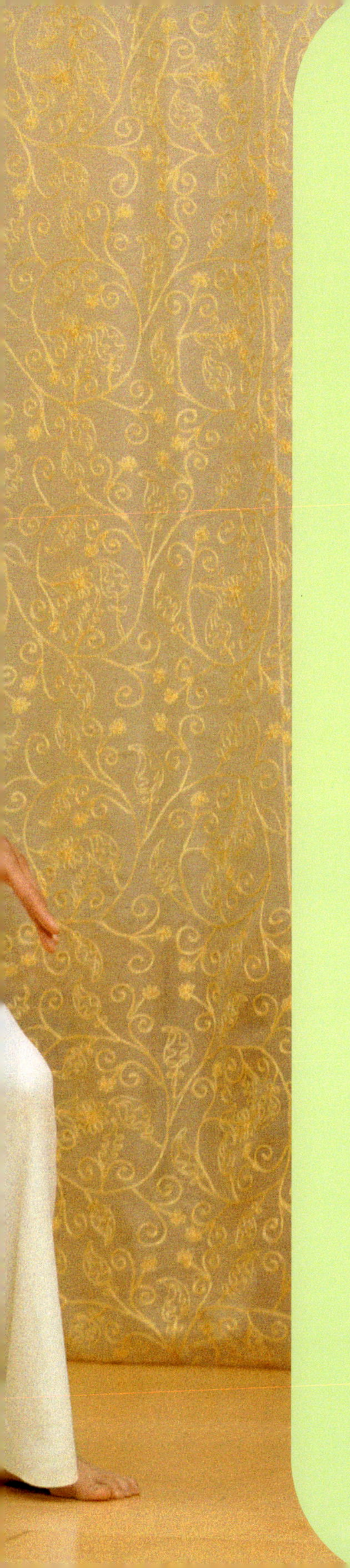

Die Fitness-*Revolution*

Slow-Motion-Fitness – effektiv und sicher

Krafttraining? Das ist doch nur was für Bodybuilder, denken immer noch viele. Wer sich fit und gesund halten will, sollte lieber joggen, schwimmen oder radeln. Doch weit gefehlt. Sportmediziner wissen heute, dass nicht nur ein zu schwaches Herz, sondern auch zu schlaffe Muskeln mitverantwortlich sind für schwindende Form und schnelles Altern. Eigentlich ja auch logisch. Starke Muskeln können uns den Alltag erheblich erleichtern, denn Kraft ist eine Eigenschaft, die wir tagtäglich brauchen. Ohne sie kämen wir nicht vom Fleck, bekämen keinen Bissen runter. Sogar Herz und Lunge könnten ihre Arbeit nicht verrichten.

Hunderte von Muskeln treiben uns an, mal als zarter Faserstrang, mal als kompaktes Bündel. Das Muskelsystem ist das größte Organ des menschlichen Körpers. Bei Männern macht es rund 40 Prozent der Körpermasse, bei Frauen 30 Prozent aus. Was liegt also näher, als die Kraftpakete unseres Körpers zu formen?

Schluss mit stundenlanger Schinderei

Wer schon einmal Mitglied in einem Fitness-Studio war, weiß wie bisher trainiert wurde: Drei Sätze mit acht bis zwölf Wiederholungen pro Gerät, mindestens 60 Minuten Zeitaufwand. Die Gewichte werden gezogen, gestemmt oder gedrückt. Problem dabei: Je höher der Kraftaufwand, desto schneller laufen die Bewegungen ab und umso größer auch die Gefahr, dass sich Fehler in der Bewegungsausführung einschleichen. Das kann schlimme Folgen haben: Bänder, Sehnen und Gelenke werden überstrapaziert, die Muskeln übersäuern, es drohen Mikrorisse und andere Verletzungen.

Die Entdeckung der Langsamkeit

Starten Sie doch lieber das Kontrastprogramm und entdecken Sie die Langsamkeit: Statt stundenlanger Schinderei an den Geräten empfehle ich Ihnen ein kontrolliertes, effektives und vor allem sicheres Körperprogramm. Mit anderen Worten: Slow-Motion-Fitness! Der besondere Clou: Alle Übungen werden sehr langsam – in Zeitlupe – durchgeführt. »Langsam« hört sich zunächst nach »leicht« an, doch dem ist nicht so. Trotz der nur geringen Gewichte wird der Muskel beim Slow-Motion-Training ordentlich gefordert. Studien haben gezeigt, dass während der einzelnen Übungsausführungen zwischen 50 und 100 Prozent mehr Muskelfasern zum Einsatz kommen als beim herkömmlichen Krafttraining. Der Trainingsaufwand von nur etwa 20 Minuten und die extrem langsamen Bewegungsamplituden sorgen außerdem für maximale Sicherheit. In dieser kurzen Zeit kann man sich hervorragend auf die korrekte Ausführung der Übungen konzentrieren. Die harmonisch fließenden Bewegungen sorgen für optimalen Muskelaufbau bei minimaler Verletzungsgefahr.

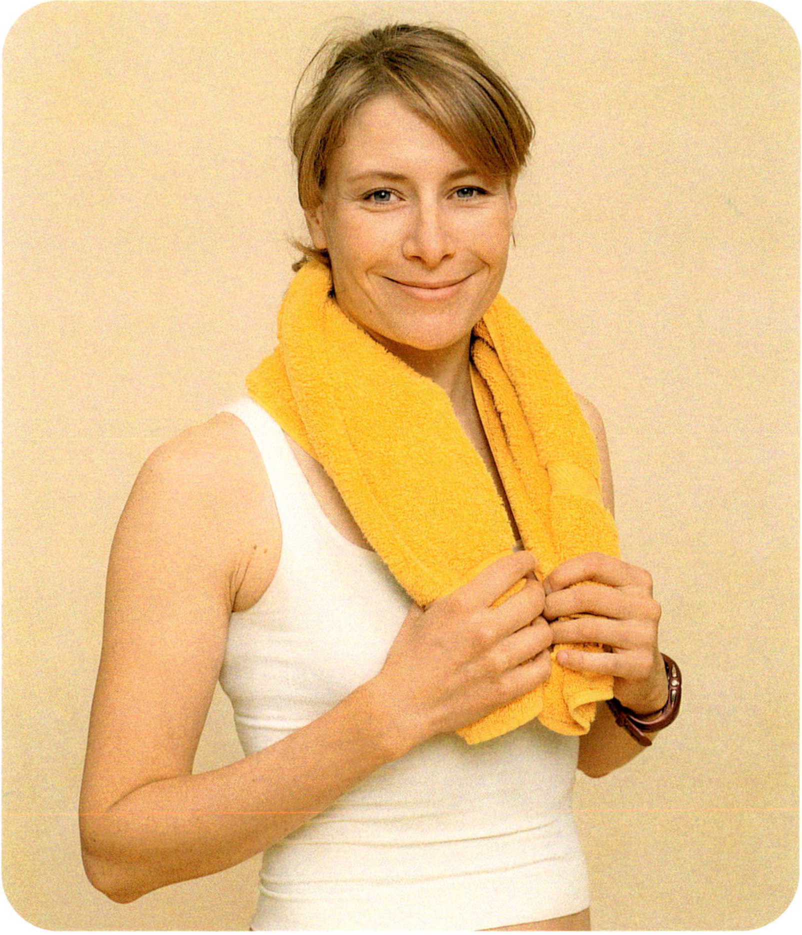

Die Entdeckung der Langsamkeit: für mehr Energie, Vitalität und Lebensfreude.

Immer schön langsam

Das große Erfolgsgeheimnis der Slow-Motion-Fitness ist auf die besondere Funktionsweise der Muskulatur zurückzuführen: Der Skelettmuskel ist nach dem so genannten Enkapsisprinzip aufgebaut. Das hört sich komplizierter an, als es ist, denn im Grunde genommen heißt es nichts anderes, als dass es sich um immer kleiner werdende Einheiten handelt: Jeder Muskel besteht aus einem Bündel einzelner Fasern, die wiederum von einer bindegewebigen Hülle umgeben sind. Jede einzelne Faser ist von einer Zellwand eingefasst. Innerhalb der Muskelfaser wiederum liegen hunderte kleinster Muskelfibrillen. In diesen befindet sich der eigentliche Muskelmotor: die ineinander verschränkten Proteine Aktin und Myosin.

> So arbeitet der Muskel

Die wichtigste Aufgabe der 639 Muskeln des menschlichen Körpers ist die Kontraktion. Ausgelöst durch einen Nervenimpuls startet ein chemischer Vorgang, der in unglaublich schneller Geschwindigkeit abläuft. Experten unterscheiden verschiedene Kontraktionsarten. Am wichtigsten, auch für die Slow-Motion-Fitness, sind die konzentrische und die exzentrische Arbeitsweise:

- Wenn ein Gewicht angehoben wird, spricht man von dynamisch-konzentrischer Kontraktion. Dabei verkürzt sich der Muskel. Das ist zum Beispiel der Fall, wenn Sie eine Hantel in die Hand nehmen und den Arm beugen.
- Beim Absenken des Gewichts wird der angespannte Muskel zusätzlich noch gedehnt. In diesem Fall sprechen Experten von dynamisch-exzentrischer Kontraktion.
- In der kurzen Phase zwischen Beugen und Strecken wird das Gewicht in einer bestimmten Position gehalten. In diesem Fall leistet der Muskel statische Arbeit.
- Der Wechsel zwischen konzentrischer und exzentrischer Kontraktion gilt als die effektivste Form des Muskeltrainings.

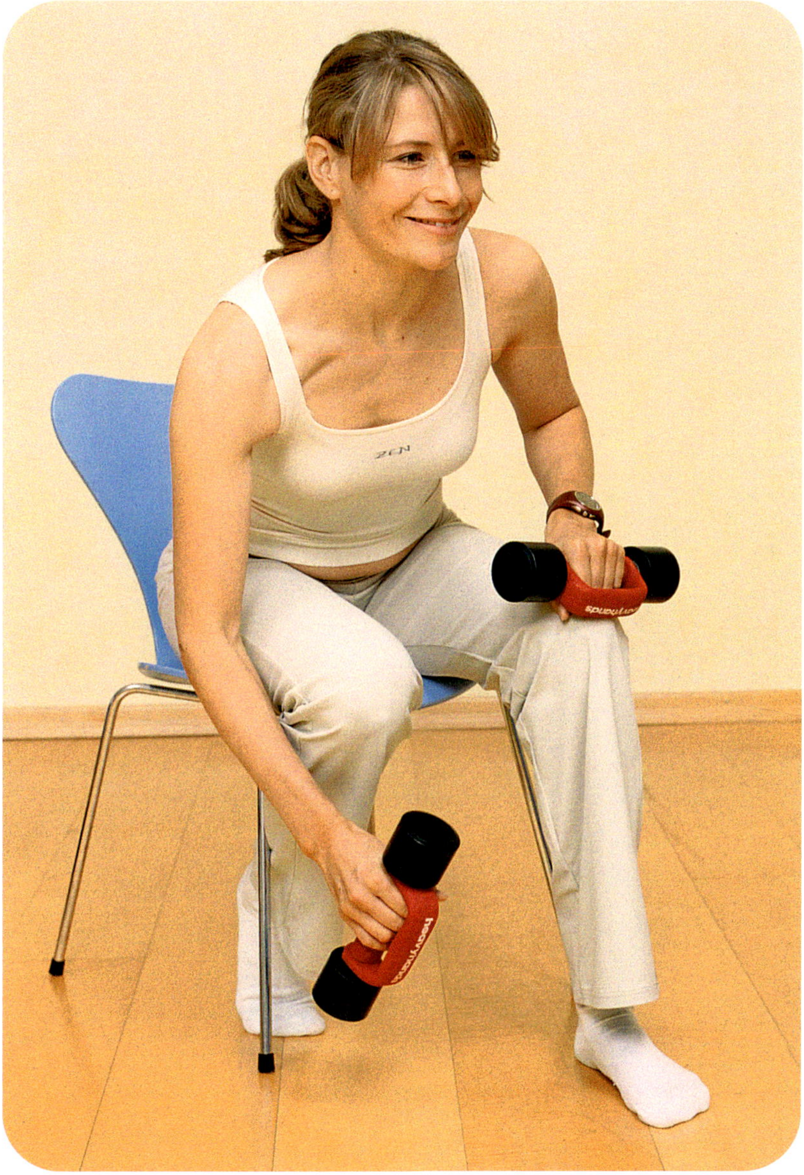

Auf die Plätze, fertig und dann ganz langsam los. Denn Fitness bringt nur etwas, wenn Sie die Sache mit Spaß und Verstand angehen.

Sicht- und messbare Folgen der Slow-Motion-Fitness

Das Besondere am Slow-Motion-Training ist seine natürliche physiologische Reaktion. Die extrem langsamen Bewegungen – jeweils nur drei Sekunden Dauer pro Bewegungsamplitude – führen dazu, dass innerhalb eines Muskels deutlich mehr Muskelfasern zur

Finden Sie die eigene Mitte. Mit Slow-Motion-Fitness erreichen Sie ganz mühelos ein wohltuendes und entspanntes inneres Gleichgewicht.

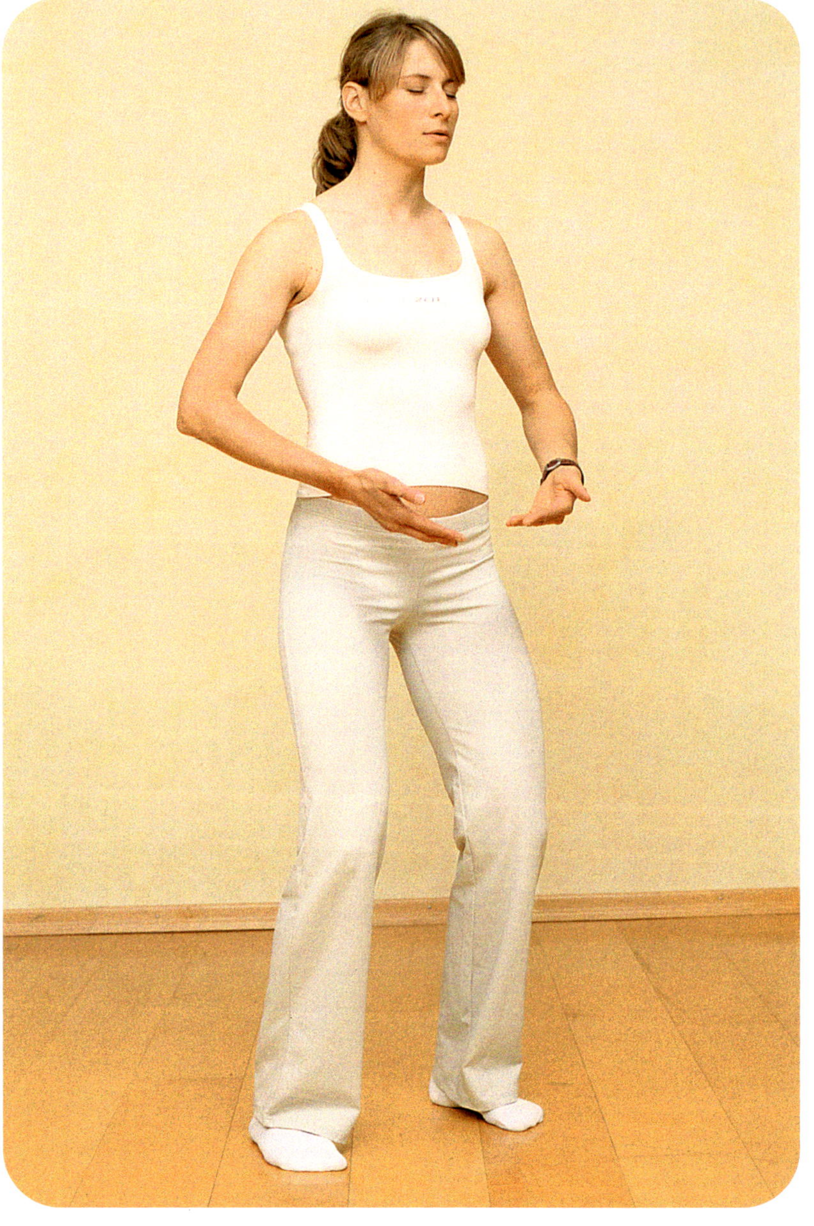

Kontraktion, also zum Zusammenziehen gebracht werden, als dies bei einem »normalen« Krafttraining der Fall ist. Zu Beginn einer Übung kommen zunächst nur die stärksten Fasern innerhalb des beanspruchten Muskels zum Einsatz. Sind diese ermüdet, werden weitere Fasern rekrutiert. So geht das immer weiter. Die Folgen sind sicht- und messbar:

> Durch das Slow-Motion-Training kommt es zu einem attraktiven Dickenwachstum (der medizinische Fachausdruck dafür lautet Hypertrophie). Frauen brauchen sich aber deswegen nicht zu sorgen. Das Muskelwachstum ist nicht als solches zu erkennen. Vielmehr führt diese Art des sanften Trainings zu einer strafferen und glatteren Haut.

> Die Energiespeicher des Muskels werden größer. Regelmäßiges Slow-Motion-Training führt zu einer Erhöhung der Glykogen- und Kreatinphosphatspeicher - den wichtigsten Energielieferanten des Muskels.

Wir sitzen zu viel und bewegen uns zu wenig. Schluss damit! Das richtige Workout sorgt nicht nur für eine gute Haltung, sondern auch für ein gutes Gefühl.

> Die Kapillarisierung innerhalb der beanspruchten Muskulatur verbessert sich. Kapillaren sind die feinsten Verzweigungen der Arterien. In ihnen findet der Stoff- und Energieaustausch zwischen Blut und Muskelzellen statt.

> Die Muskelspannung verbessert sich. Slow-Motion-Fitness führt zur Stabilisierung der Gelenke und seiner umgebenden Strukturen wie Bänder und Sehnen sowie der Wirbelsäule. Der Kraftzuwachs schont den gesamten Bewegungsapparat, Abnutzungserscheinungen verzögern sich.

> Egal, in welchem Alter Sie mit der Slow-Motion-Fitness anfangen oder wie viel Kraft Sie derzeit besitzen: Leistungssteigerungen sind immer möglich.

> Durch regelmäßiges Training können Sie die Kraft bis ins hohe Alter konstant halten. Weiteres Plus: Der Abfall der Leistungsfähigkeit vollzieht sich in deutlich langsameren Schritten, als dies bei untrainierten Menschen der Fall ist.

> Slow-Motion-Fitness verbessert die Regenerationsfähigkeit des Körpers. Ob bei Anstrengungen im Job oder in der Freizeit - Sie sind schneller wieder fit.

> Slow-Motion-Fitness verringert das Verletzungs- und Verschleißrisiko von Muskeln, Gelenken, Bändern und Sehnen sowie der Wirbelsäule - nicht nur beim Sport, sondern auch im Alltag und bei der Arbeit.

Der 10-Minuten-Fitness-Test

Wie fit bin ich? Was kann ich meinem Körper zumuten? Nehmen Sie sich ein paar Minuten Zeit für den Fitness-Test und lernen Sie sich selbst besser kennen.

Bevor Sie jetzt aber gleich loslegen, sollten Sie unbedingt wissen, dass sportliche Aktivitäten nur dann etwas bringen, wenn sie Freude bereiten und wenn man mit Verstand an die Sache herangeht. Das wiederum funktioniert nur, wenn das Fitness-Programm den individuellen Bedürfnissen angepasst ist. Das gilt natürlich auch für das Slow-Motion-Training. Durch den extremen Körperkult der letzten Jahre sind diese Binsenweisheiten ziemlich in Vergessenheit geraten. Jogger hecheln in viel zu hohem Tempo durch den Park, ignorieren Seitenstechen, Muskelkrämpfe und sogar Herzrhythmusstörungen. Fitness-Studio-Besucher schinden sich an den Geräten und geben nach zwei Wochen wieder auf, weil keine Erfolge zu sehen sind oder die Gelenke schmerzen.

Gerade für Menschen, die noch nie oder seit langer Zeit keinen Sport getrieben haben, ist es schwierig, ihre eigene Leistungsfähigkeit einzuschätzen. Aber auch sportlich versierte Personen übertreiben es gerne, wie eine Untersuchung der Deutschen Sporthochschule gerade wieder gezeigt hat. 76 Prozent aller Freizeitsportler, trainieren nach dem Motto: »Was nicht tötet, härtet ab.« Das ist natürlich der falsche Weg.

Der Selbst-Check

Doch wie finde ich denn nun heraus, was mein Körper braucht, was er ziemlich gut kann oder wo er ein wenig Nachhilfe benötigen könnte?

Ganz einfach - mit einem Fitness-Test: Nehmen Sie sich 10 Minuten Zeit für den folgenden Test, der Ihnen zeigt, wie fit Sie sind und wo Ihre Stärken und Schwächen liegen. Alles, was Sie dafür benötigen ist eine Uhr mit Sekundenzeiger und eine Stufe oder ein Schemel in Höhe von etwa 30 Zentimetern. Am besten wäre es natürlich, wenn Sie den Test mit einer Partnerin oder einem Partner durchführen.

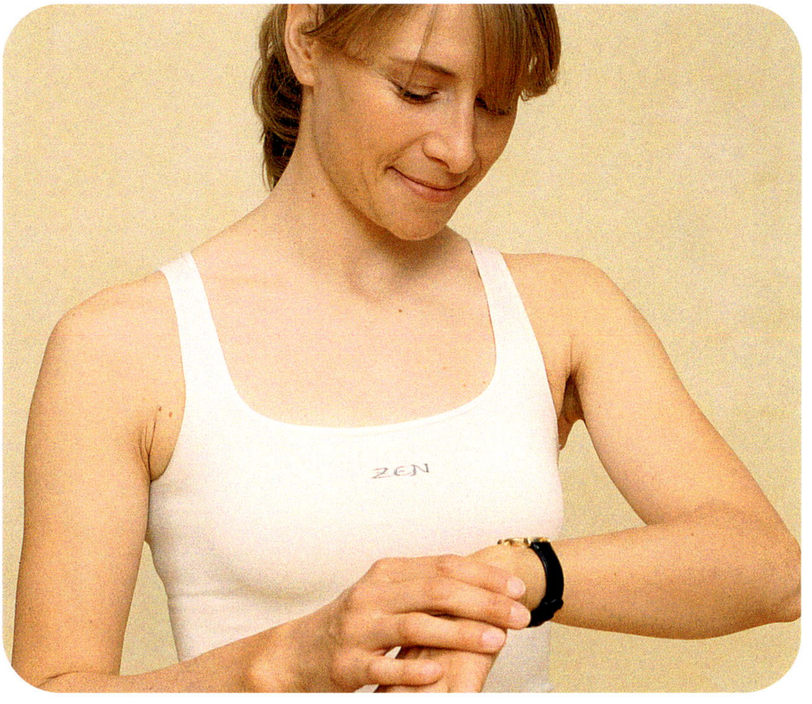

Unerlässliches Utensil beim Fitnesstest ist eine Uhr mit Sekundenzeiger. Auch beim späteren Trainingsprogramm wird sie benötigt: Nicht um Sie anzutreiben, sondern um Sie in Schach zu halten.

Sie können aufpassen, dass alles korrekt abläuft und Ihre Ergebnisse notieren.
Getestet werden die vier wichtigen motorischen Fähigkeiten: Ausdauer, Beweglichkeit, Kraft und Koordination. Bevor Sie loslegen, sollten Sie allerdings Ihren Kreislauf ein wenig auf Touren bringen. Ein kurzes Aufwärmprogramm erhöht die Leistungsbereitschaft und senkt die Verletzungsanfälligkeit. Das gilt insbesondere für sportliche Newcomer, denn ihre Muskeln sind Belastungen einfach nicht gewohnt. Sportliche Anfänger sollten fünf Minuten auf der Stelle marschieren, etwas Fittere können auch auf der Stelle traben. Mein Tipp: Legen Sie fetzige Musik in den CD-Player und tanzen Sie ein paar Minuten. Das bringt den Kreislauf ordentlich in Schwung und hebt so ganz nebenbei auch die Stimmung. Dann machen Sie ein paar Minuten Pause, bis sich der Puls wieder beruhigt hat

Ganz wichtig: Der Test ist so aufgebaut, dass es auch für Anfänger keine Probleme geben dürfte. Sollten Sie aber wider Erwarten doch Schmerzen verspüren oder außer Atem kommen, dann brechen Sie sofort ab und zählen nur die Wiederholungen, die Sie bis dahin geschafft haben.

Test 1 Step-Test für die Ausdauer

So geht's

Messen Sie Ihren Ruhepuls (Hand- oder Halsschlagader) und notieren Sie ihn. Stellen Sie sich vor eine 30 bis 35 Zentimeter hohe Treppe (ggf. zwei Stufen nehmen) und steigen Sie 90 Sekunden lang hoch und wieder herunter. Beginnen Sie dabei immer mit demselben Bein. Dann das Bein wechseln und nochmal 90 Sekunden hoch und wieder heruntersteigen. Das Tempo ist moderat (ca. zwei Sekunden für Hoch- und Runtersteigen).

Nicht das Tempo, sondern der Rhythmus ist entscheidend.

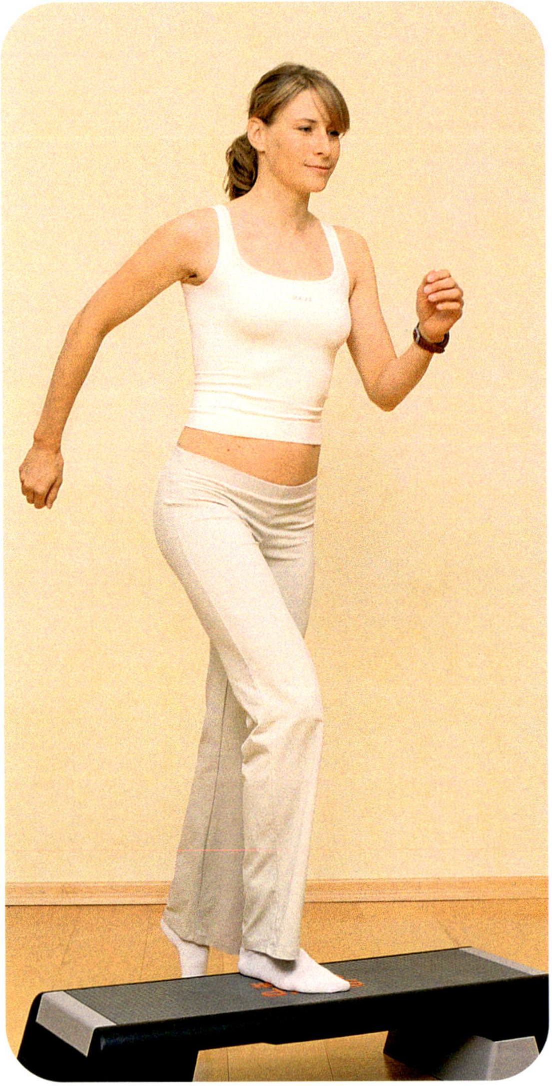

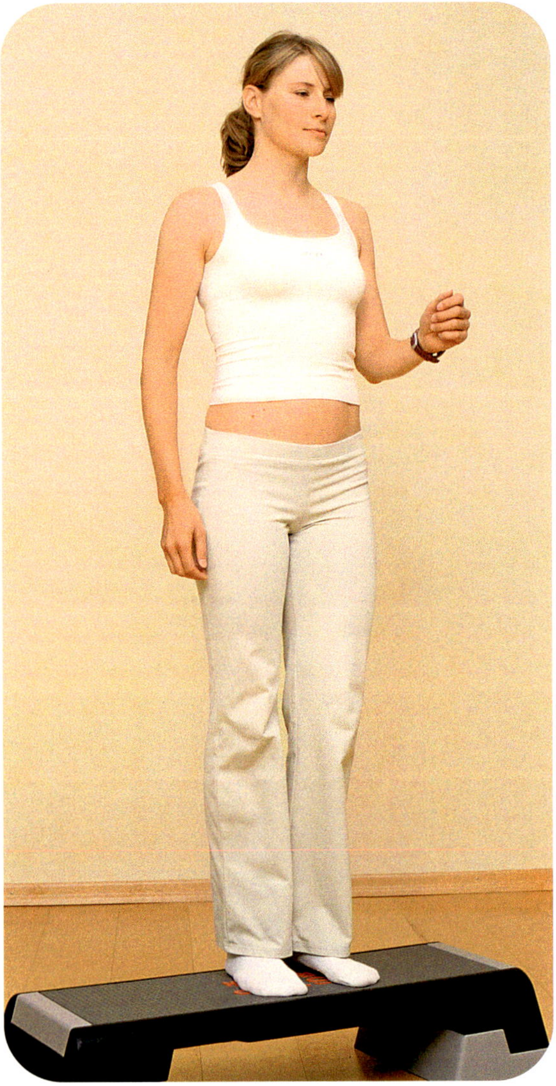

Auswertung
Messen Sie unmittelbar nach Beendigung des Tests noch einmal Ihren Puls und ziehen Sie diesen Wert vom Ruhewert ab.

	schlapp	mäßig	ordentlich	gut	super
Frauen					
Alter bis 40	> 75	70 - 75	60 - 69	55 - 59	< 45
Älter als 40	> 65	60 - 65	55 - 59	50 - 54	< 50
Männer					
Alter bis 40	> 65	60 - 65	50 - 59	45 - 49	< 45
Älter als 40	> 60	55 - 60	45 - 54	40 - 44	< 40

Nicht schummeln! Seien Sie ehrlich zu sich selbst. Nur so finden Sie heraus, wie fit Sie wirklich sind – und wie fit Sie noch werden können.

Interpretation
Schlapp – 1 Punkt: Ihre Ausdauerleistungsfähigkeit ist zu gering. Sie sollten neben der Slow-Motion-Fitness unbedingt noch was für die Ausdauer tun. Ideal ist Joggen, Nordic Walking oder Radfahren.

Mäßig – 2 Punkte: Das Ergebnis ist nicht so toll. Wenn Sie aber regelmäßig joggen, walken oder radeln, können Sie schnell deutliche Verbesserungen erzielen.

Ordentlich – 3 Punkte: Sie liegen mit diesem Ergebnis im Durchschnitt. Mit ein wenig Mehraufwand können Sie schnell ein besseres Ergebnis erzielen.

Gut – 4 Punkte: Sie haben ein überdurchschnittliches Ergebnis erzielt. Sie haben im Ausdauerbereich solide Grundlagen, die Sie erhalten oder ausbauen sollten.

Super – 5 Punkte: Sie treiben regelmäßig Sport, sind fit und sollten unbedingt am Ball bleiben.

Test 2

Beweglichkeit: Sit and reach

So geht's
Setzen Sie sich mit ausgestreckten Beinen und durchgedrückten Knien auf den Boden. Die Fußspitzen zeigen nach oben. Bewegen Sie nun den Oberkörper langsam und kontrolliert nach vorne, ohne dass Schmerzen auftreten, und versuchen Sie, mit den Händen so weit nach vorne zu kommen, wie Ihnen das möglich ist.

Auswertung
Position 1: Der Abstand der ausgestreckten Hände zu den Zehenspitzen ist größer als eine Handlänge.

Position 2: Der Abstand entspricht einer Handlänge.

Position 3: Der Abstand entspricht einer Fingerlänge.

Position 4: Die Fingerspitzen berühren die Zehenspitzen.

Position 5: Die Hände reichen um Fingerlänge über die Zehenspitzen hinaus.

Position 6: Die Hände reichen um Handlänge über die Zehenspitzen hinaus.

>	schlapp	mäßig	ordentlich	gut	super
Frauen	2	3	4	5	6
Männer	1	2	3	4	5

Interpretation
Schlapp – 1 Punkt: Sie sind ziemlich steif und es ist höchste Zeit, etwas dagegen zu tun. Neben dem Slow-Motion-Training sollten Sie regelmäßige Dehnübungen durchführen.

Mäßig – 2 Punkte: Ihre Beweglichkeit sollte besser sein. Führen Sie regelmäßig Dehnübungen durch. Am besten zur Vorbereitung auf das Slow-Motion-Programm.

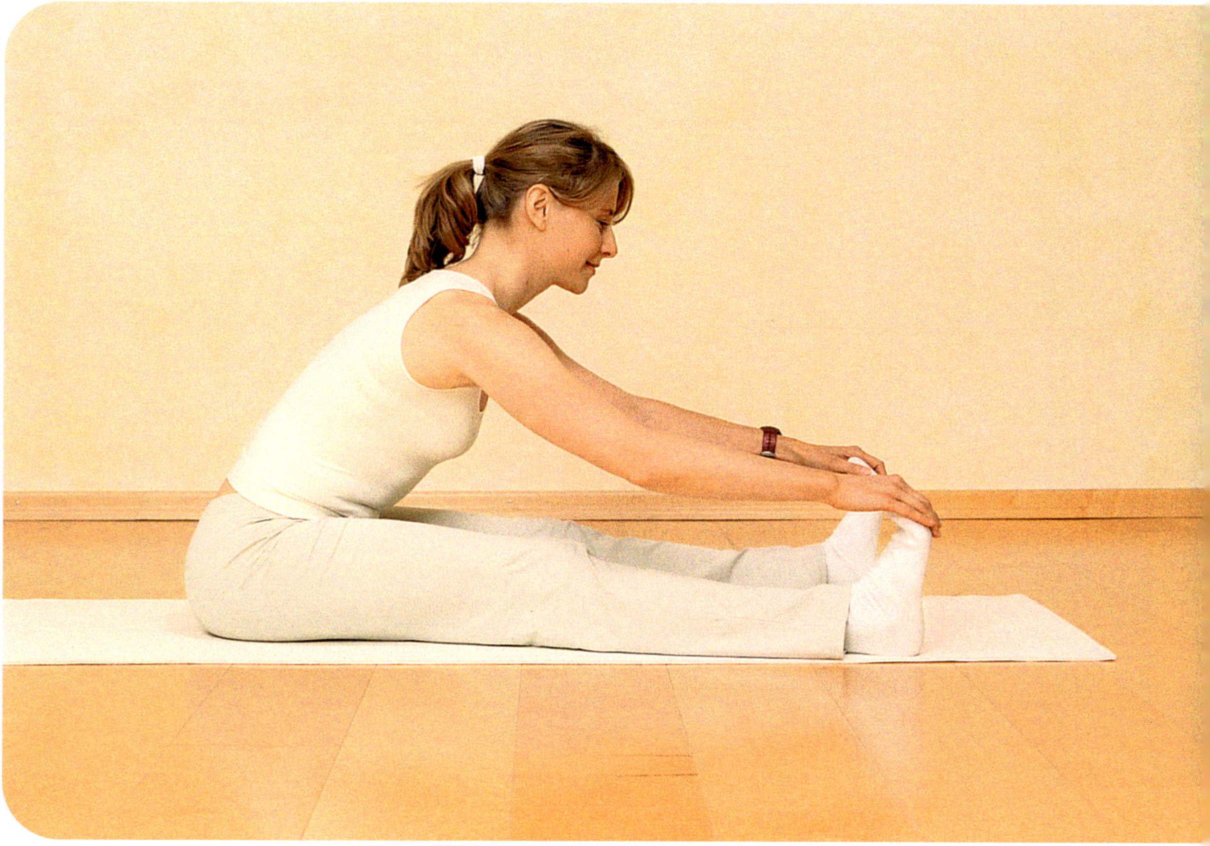

Ordentlich - 3 Punkte: Ihr Ergebnis liegt im durchschnittlichen Bereich. Eine Beweglichkeitsverbesserung ist nicht unbedingt nötig, würde sich aber positiv auf Ihre Fitness auswirken.

Gut - 4 Punkte: Sie verfügen über eine überdurchschnittliche Beweglichkeit und besitzen beste Voraussetzungen für sportliche Aktivitäten. Versuchen Sie das Niveau zu halten.

Super - 5 Punkte: Sie sind sehr gut beweglich, weitere Verbesserungen sind unnötig. Wichtig ist es aber, gleichzeitig auch Ihre Muskulatur gezielt zu kräftigen.

Ungelenkig und steif? Mit regelmäßigen Dehnübungen können Sie dem wirksam entgegentreten.

Test 3 Kraft: Liegestütze

So geht's

Männer absolvieren den Liegestütz in der »klassischen« gestreckten Variante. Frauen setzen die Knie auf und rutschen so weit nach vorne, dass der untere Teil der Oberschenkel aufliegt. Die Finger zeigen nach vorne. Aus dieser Position heraus senken Sie den Oberkörper kontrolliert so weit ab, dass die Nasenspitze fast den Boden berührt, und gehen Sie dann wieder in die Armstreckung. Gezählt wird die Anzahl der technisch korrekten Wiederholungen, die Sie innerhalb von 30 Sekunden bewältigen.

Auswertung

	schlapp	mäßig	ordentlich	gut	super
Frauen					
Alter bis 29	< 15	15 – 17	18 – 20	21 – 25	> 25
Alter 30–39	< 14	14 – 16	17 – 19	20 – 23	> 23
Alter 40–49	< 13	13 – 15	16 – 17	18 – 21	> 21
Männer					
Alter bis 29	< 18	18 – 23	24 – 27	28 – 32	> 32
Alter 30–39	< 15	15 – 18	19 – 22	23 – 27	> 27
Alter 40–49	< 13	13 – 15	16 – 18	19 – 22	> 22

Interpretation

Schlapp – 1 Punkt: Ihre Muskeln sind zu schlapp und sollten unbedingt kräftiger werden. Mit Slow-Motion-Fitness ist das kein Problem.

Mäßig – 2 Punkte: Ihre Muskulatur ist zu wenig ausgeprägt und sollte trainiert werden. Mit dem Trainingsprogramm in diesem Buch erzielen Sie schnelle Erfolge.

Ordentlich – 3 Punkte: Ihre Kraftwerte sind in Ordnung, etwas mehr Power würde Ihnen aber sicherlich in Sport und Freizeit weitere Vorteile bringen.

Gut - 4 Punkte: Wow, Ihre Kraftwerte sind wirklich gut. Das sollten Sie versuchen zu halten oder, wenn Sie mögen, optimieren. Slow-Motion-Fitness ist dafür ideal.

Super - 5 Punkte: Ihr Kraftpotenzial ist hervorragend. Achten Sie beim Training darauf, dass Sie Ihre Muskeln symmetrisch trainieren, und vernachlässigen Sie die Beweglichkeit nicht.

Auch wenn es noch so anstrengend ist - immer weiteratmen!

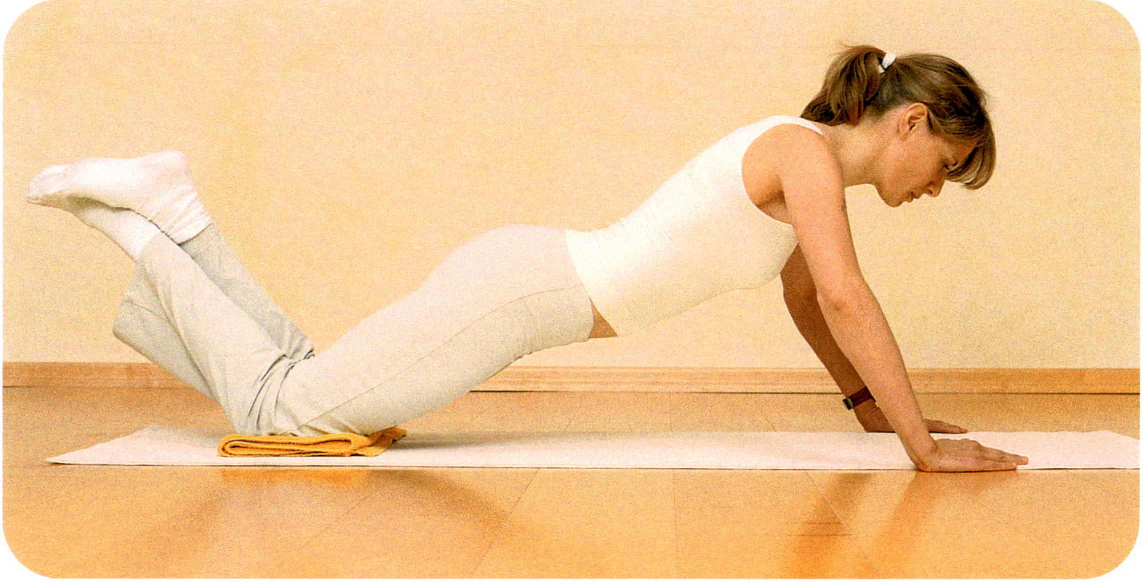

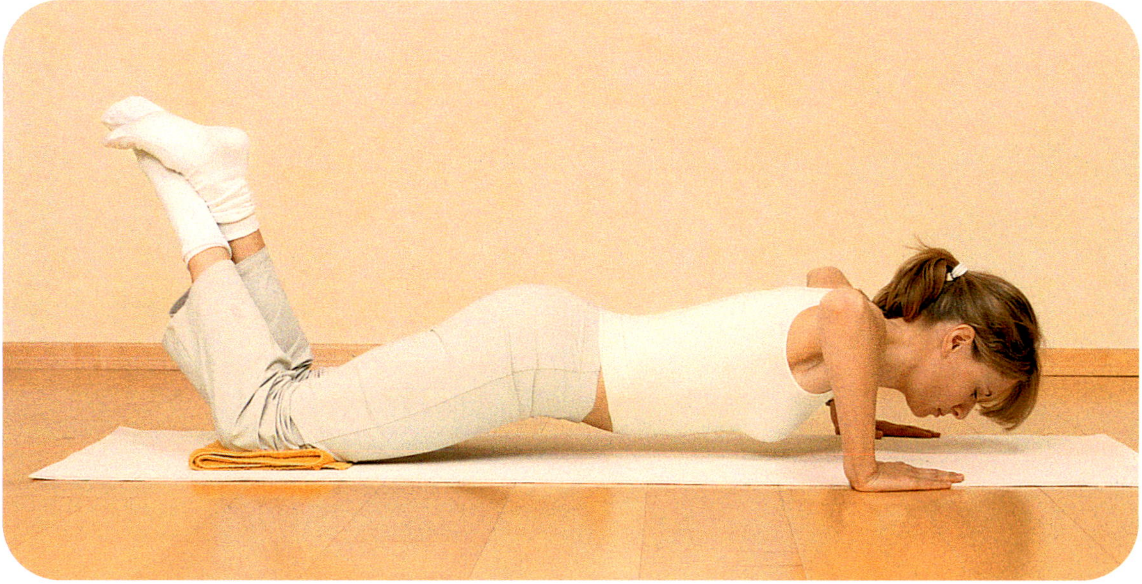

Test 4 Koordination: Einbeinstand

So geht's
Stellen Sie sich auf einen ebenen Untergrund, heben Sie ein Bein vom Boden ab und spreizen Sie es leicht ab. Die Hände können Sie locker auf den Hüften abstützen. Dann versuchen Sie, einmal mit offenen und einmal mit geschlossen Augen das Gleichgewicht zu halten.

Auswertung
Schlapp - 1 Punkt: Der Einbeinstand kann weniger als fünf Sekunden ausbalanciert werden.

Mäßig - 2 Punkte: Der Einbeinstand kann zwischen fünf und zehn Sekunden ausbalanciert werden.

Ordentlich - 3 Punkte: Der Einbeinstand kann länger als zehn Sekunden ausbalanciert werden.

Gut - 4 Punkte: Der Einbeinstand kann mit geschlossenen Augen länger als fünf Sekunden ausbalanciert werden.

Super - 5 Punkte: Der Einbeinstand kann mindestens zehn Sekunden ausbalanciert werden.

Ausdauernd, beweglich, kraftvoll und koordinativ fit. Wer erst einmal das Gefühl kennen lernt, sich in seinem Körper wohl zu fühlen, will es nicht mehr missen.

Interpretation
Schlapp: Sie haben große Schwierigkeiten, das Gleichgewicht zu halten. Das ist ein deutliches Zeichen von mangelnder Fitness. Bauen Sie mit Slow-Motion-Fitness Ihre Muskeln auf und betreiben Sie Ausdauersport, zum Beispiel Radfahren.

Mäßig: Ihre Balance könnte besser sein. Mit sportlichen Aktivitäten können Sie Koordination und Gleichgewicht optimal trainieren. Aerobic- oder Tanzkurse sind dafür optimal geeignet.

Ordentlich: Ihre Gleichgewichtsfähigkeit ist in Ordnung, aber noch entwicklungsfähig.

Gut: Bei Ihnen ist alles im Lot, das koordinative Gleichgewicht stimmt. Versuchen Sie, das Niveau zu halten oder gar auszubauen.

Super: Sie lassen sich durch nichts so leicht aus dem Gleichgewicht bringen und besitzen optimale Voraussetzungen auch für koordinativ anspruchsvolle Sportarten.

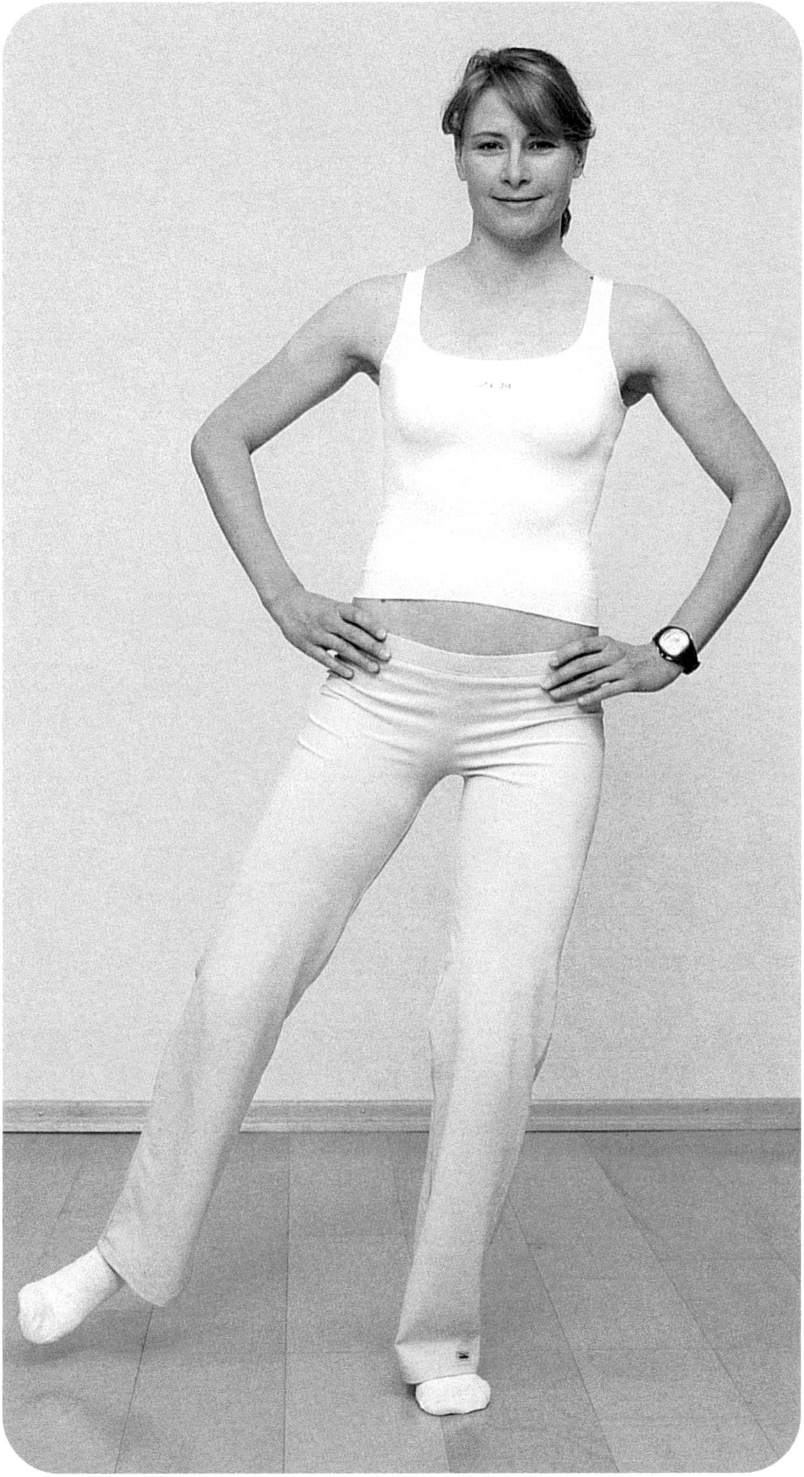

Egal, ob Muskeln, Herz, Gefäße oder Lunge – Körpersysteme, die nicht beansprucht werden, verlieren schnell an Leistungskraft und liegen brach. Gut, dass es Gegenstrategien gibt.

Gesamtbewertung

Wenn Sie jetzt noch wissen wollen, wie es um Ihr gesamtes Fitness-Niveau bestellt ist, müssen Sie nur noch den Mittelwert aus allen vier Testergebnissen berechnen: Addieren Sie die erreichten Punkte, teilen Sie das Ergebnis durch vier und Sie erhalten Ihren individuellen Fitness-Faktor.

1 Punkt – schlapp
Für Sie ist es höchste Zeit, etwas für Ihre Fitness und Gesundheit zu tun. Das sollte Sie jetzt nicht deprimieren, denn Sie haben auch das größte Verbesserungspotenzial. Es klingt zwar paradox, aber mit Slow-Motion-Fitness kommen Sie schnell voran. Wichtig: Lassen Sie sich vorher von einem Arzt durchchecken und starten Sie langsam. Schon nach etwa drei Monaten erreichen Sie beim Fitness-Test drei oder sogar vier Punkte.

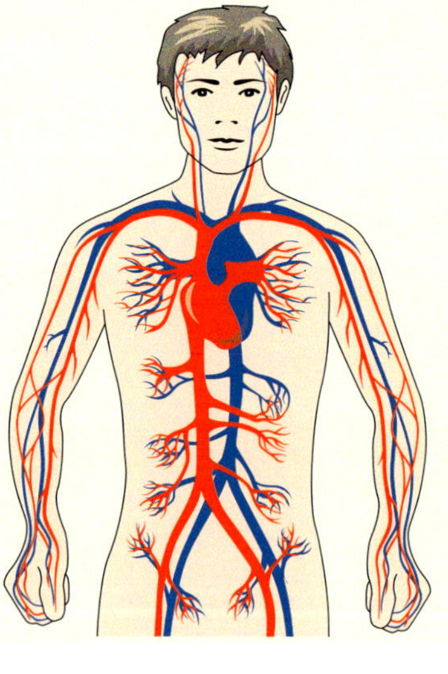

Wie stark und gesund Sie sind, entscheiden Sie ganz alleine.

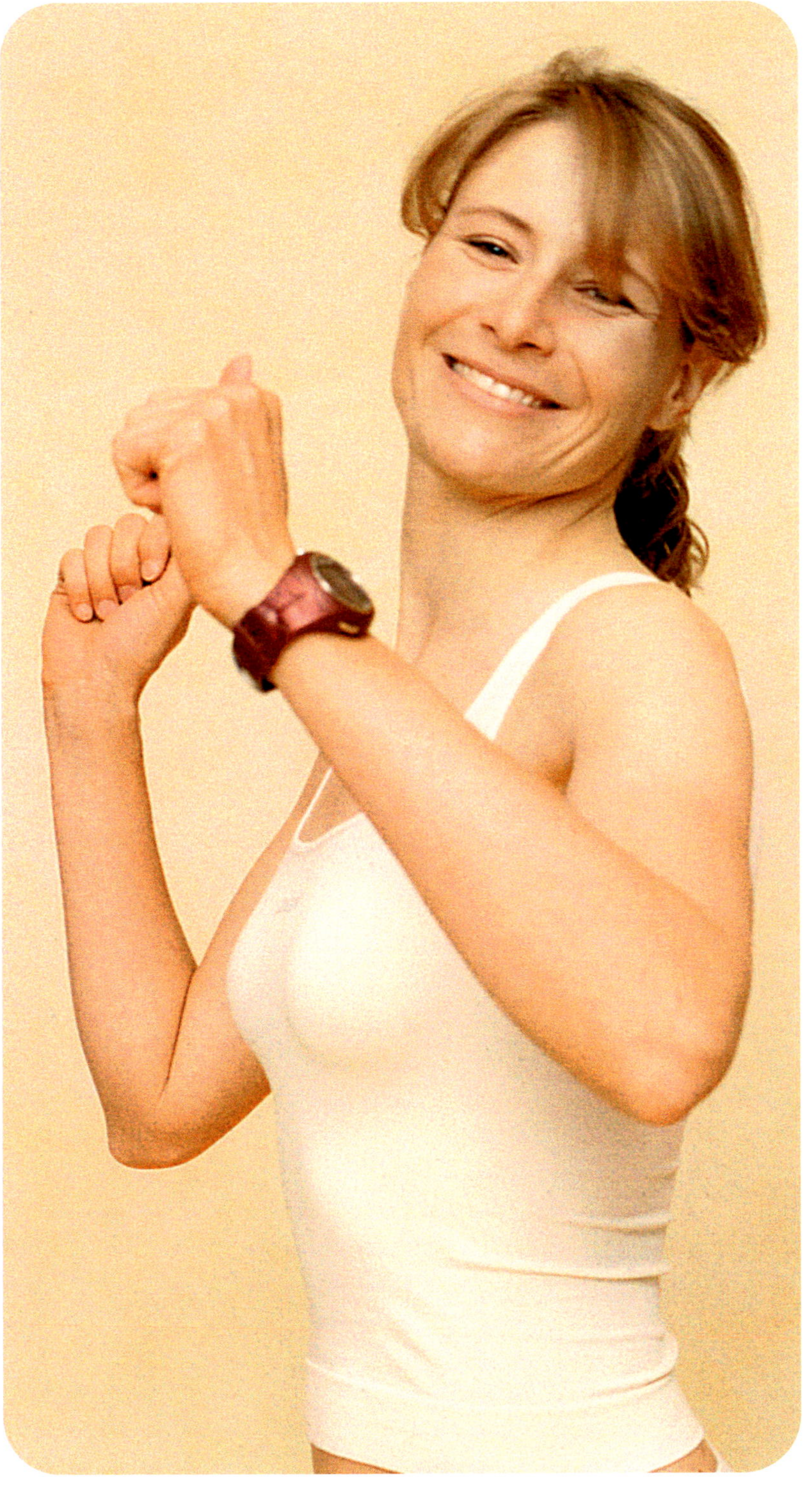

Juhu, der Test ist geschafft! Jetzt kann es mit dem Training endlich losgehen.

2 Punkte - mäßig

Noch können Sie bei Ihrem Fitness-Niveau keine Bäume ausreißen. Doch das kann sich schnell ändern. Wenn Sie sich aufraffen und mit dem regelmäßigen Training starten, ist schon bald viel mehr für Sie drin. Mein Rat: Starten Sie und bleiben Sie dran!

3 Punkte - ordentlich

Hut ab, Ihr Fitness-Niveau ist gar nicht so schlecht. Sie haben jetzt den großen Vorteil, auf dieser Basis aufzubauen. Individuelle Defizite lassen sich schnell ausmerzen. Und das Fitness-Level »gut« ist in erreichbarer Nähe.

4 Punkte - gut

Das ist schon beeindruckend. Sie befinden sich in einem guten Fitness-Zustand, haben eine optimale Basis, um die Leistungsfähigkeit noch weiter zu steigern. Ganz besonders wichtig sind gleichmäßig gute Ergebnisse in allen Bereichen. Mit einem gezielten Training erreichen Sie schon bald das Fitness-Level »super«.

5 Punkte - super

Ein hervorragendes Ergebnis, besser geht es kaum. Sie haben keinen Schwachpunkt, verfügen über einen austrainierten Körper. Versuchen Sie, dieses Fitness-Niveau zu konservieren. Mit Slow-Motion-Fitness ist das kein Problem.

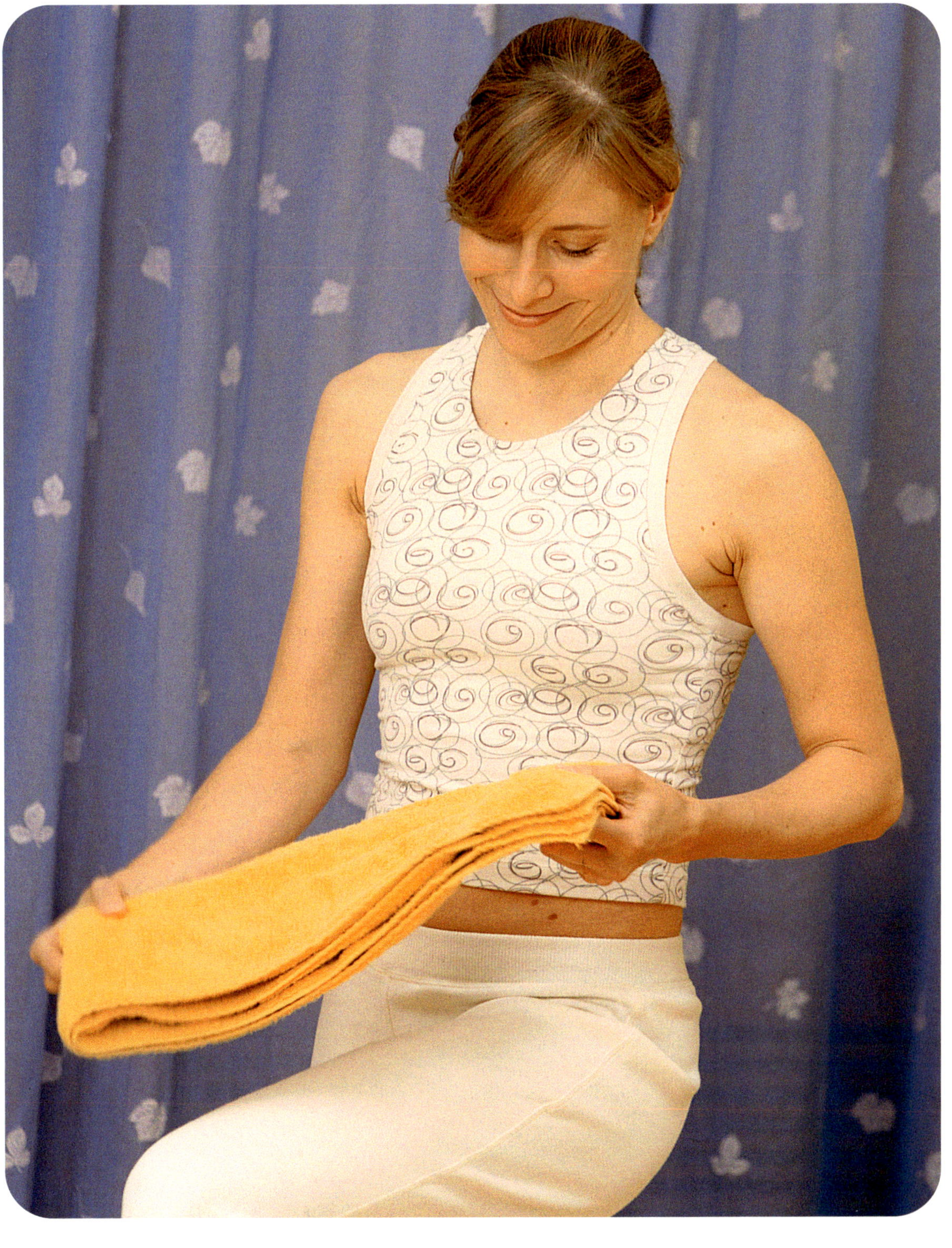

Erfolgreich von Anfang an

Eine Stunde trainiert, drei Wochen krank – oder zumindest von so erheblichem Muskelkater geplagt, dass man sich tagelang nicht rühren kann und die Lust auf Fitness für viele Jahre verliert. Solche Erfahrungen macht, wer plötzlich eines morgens vor dem Spiegel steht und auf die Idee kommt, doch endlich einmal etwas tun zu müssen. Die Zahl der Sportwilligen ist groß: Jeder vierte Inaktive und die Hälfte aller Gelegenheitssportler gibt an, sich mehr bewegen zu wollen. Der Großteil bleibt aber in der Vorbereitungsphase stecken – Joggingschuhe oder Hanteln sind gekauft, bleiben aber unbenutzt.

Das Herz schützen, vor Energie strotzen, die überflüssigen Pfunde endlich loswerden – jeder kennt die Segnungen eines aktiven Lebens – doch den meisten Hobbysportlern fehlt die richtige Anleitung. Entschlossen, endlich topfit zu werden, legen sie wie von der Tarantel gestochen los –, bis das Knie schmerzt, der Atem pfeift und die Waden wie Feuer brennen. Das größte Problem: Viele Sportanfänger oder Wiedereinsteiger wollen zu rasch zu viel. Doch so einfach geht das leider nicht. Hauptgrund: Die besondere Physiologie des Körpers macht da einfach nicht mit. Als Übertraining bezeichnen Sportwissenschaftler jenen Zustand des Organismus, in dem im wahrsten Sinne des Wortes nichts mehr geht. Eigentlich eine gute Sache: Denn wenn der Körper überfordert wird, zieht er die Notbremse, zeigt das Stoppschild: Halt! Bis hierhin und nicht weiter.

Besonders gefährdet sind diejenigen, für die auch im Beruf nur Leistung zählt. Hier muss erst einmal eine sportliche Umerziehung einsetzen. Bestes Beispiel sind erfolgreiche Hochleistungssportler. Es mag viele überraschen, aber auch die meisten Olympiasieger trainieren die meiste Zeit in einem Bereich, der etwa 60 bis 80 Prozent ihrer maximalen Leistungsfähigkeit entspricht. Genau diese Belastung entspricht auch der Slow-Motion-Fitness. Also, wenn auch Ihr

Trainingsprogramm den gewünschten Erfolg bringen soll, dann halten Sie sich an die Empfehlungen in diesem Buch. Das soll nicht oberlehrerhaft wirken, ist aber in der Tat genau der richtige Weg. Nehmen Sie sich die Zeit für den Fitness-Test, suchen Sie die Gewichte aus, die Ihrem aktuellen Leistungsvermögen entsprechen. Wer nach dem Training sagt: »Ich bin zwar etwas kaputt, fühle mich aber richtig gut«, der hat ein optimales Workout hinter sich gebracht. Ebenfalls wichtig zu wissen: Der Körper braucht so seine Zeit, bis sich Anpassungserscheinungen - also Kraftzuwächse - zeigen. Wenn Sie regelmäßig trainieren, können Sie etwa alle zwei bis vier Wochen die Intensität etwas erhöhen. Hauptsache ist, Sie sind mit Freude und Spaß bei der Sache.

Aus dem Hochleistungssport ist bekannt, dass es rund sechs Wochen dauert, bis erste Erfolge zu sehen und zu fühlen sind. Deshalb sollten Sie auch nicht gleich das Handtuch werfen, wenn nicht sofort die Muskeln wachsen oder die Pfunde purzeln. Wer regelmäßig trainiert und seine Grenzen nicht überschreitet, erreicht mit Sicherheit sein ganz persönliches Fitness-Ziel.

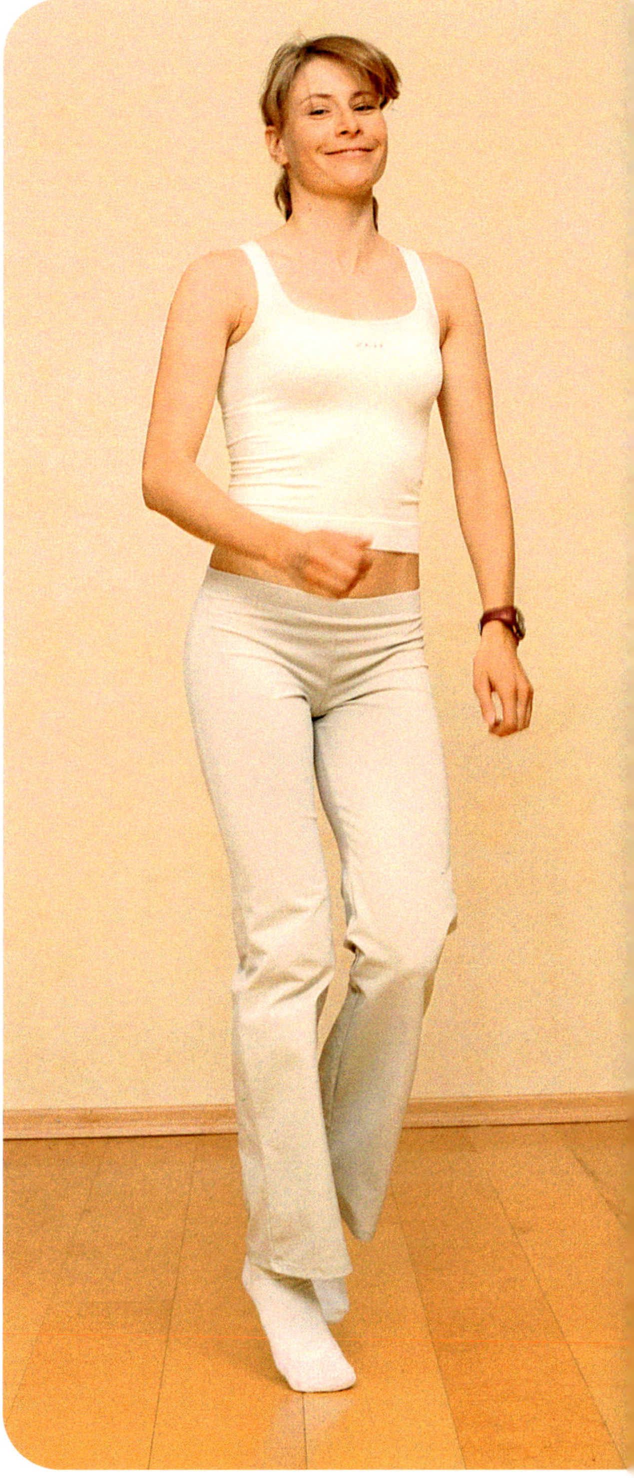

Der menschliche Körper ist für die Bewegung geboren - geben Sie ihm, was er braucht.

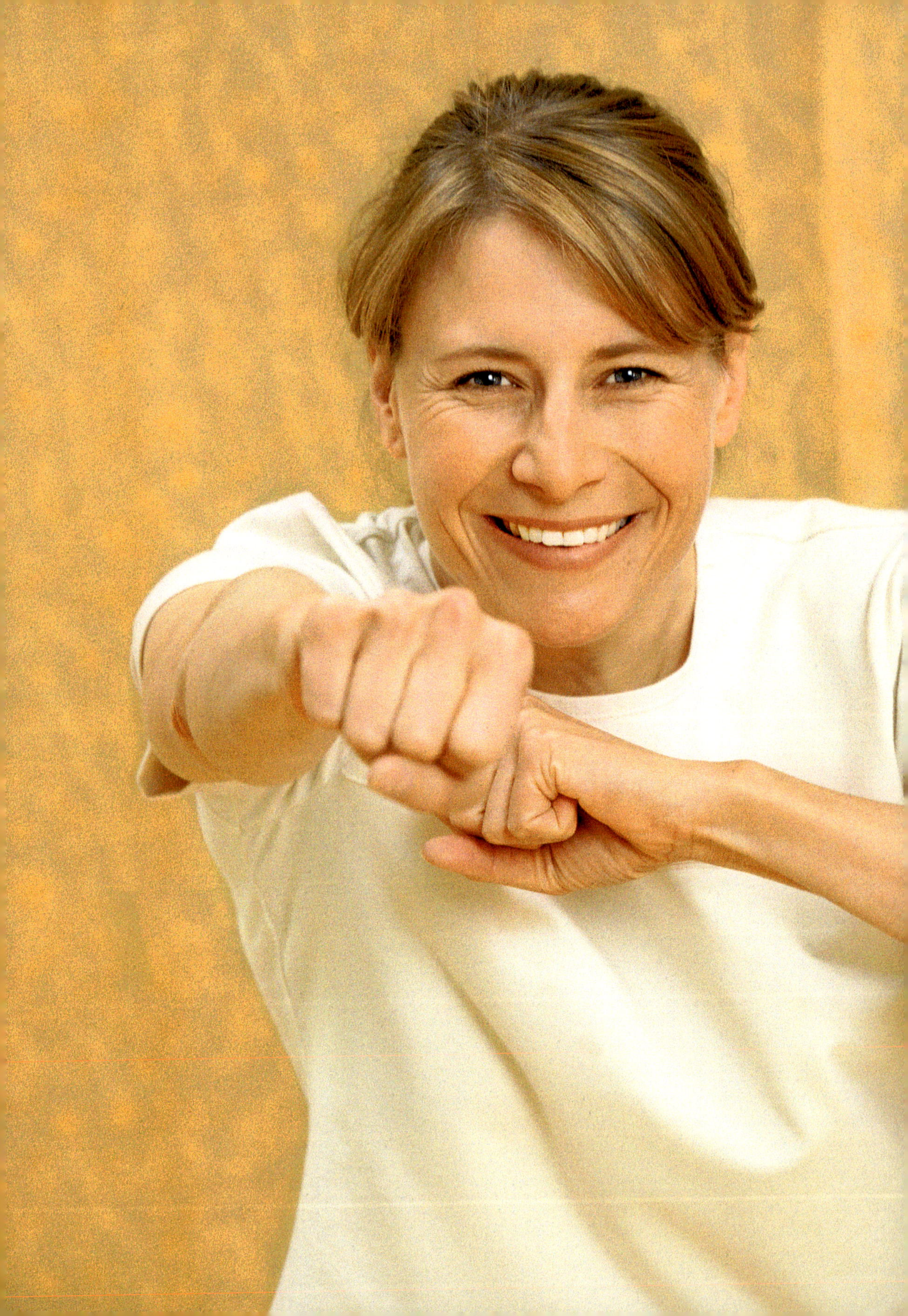

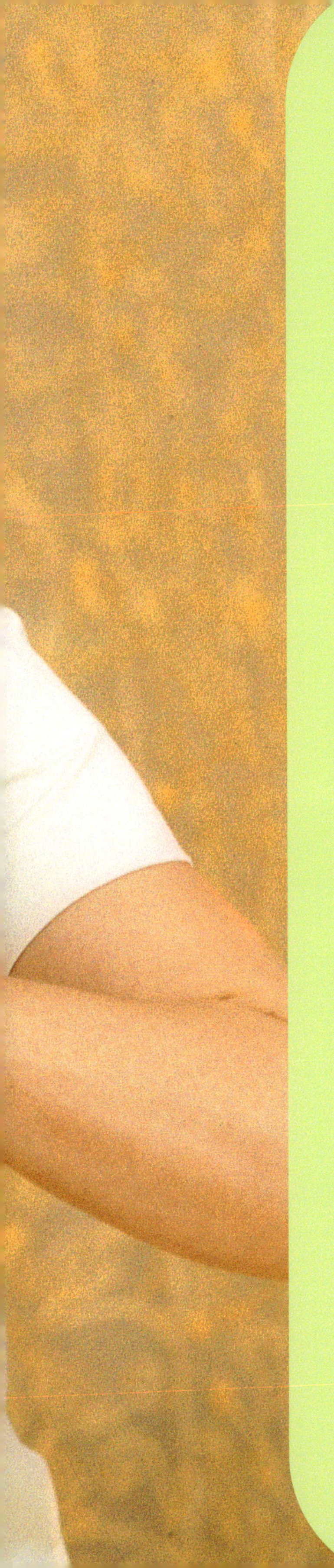

Der Slow-Motion-*Effekt*

Wunderwerk Körper

Der menschliche Körper ist etwas ganz Besonderes. Er besteht aus 100 Billionen Zellen, die in einem komplexen System perfekt zusammenarbeiten. Jede einzelne dieser biochemischen Fabriken enthält die gleichen, bis zu 25 000 Gene. Sie sorgen dafür, dass wir reibungslos funktionieren. 500 Millionen Jahre hat die Natur benötigt, um uns so zu schaffen, wie wir heute sind: mit Knochen, die dem Körper Halt und Statur verleihen, Gehirn, Herz und Lunge schützend umgeben. Mit Gelenken und Bändern, die für die nötige Flexibilität sorgen, und mit Muskeln, die uns in Bewegung setzen. Gesteuert wird das Ganze von einem 780 000 Kilometer langen Netz aus Nervenfasern, die über 100 Milliarden Nervenzellen und insgesamt einer Billiarde Kontaktstellen - den Synapsen - miteinander verbunden sind. Mithilfe chemischer Botenstoffe, den Hormonen, kommuniziert das Gehirn mit dem Körper, empfängt Informationen von den Sinnesorganen, steuert die Muskeln und inneren Organe.

Steuerungs- und Schaltzentrale

Die unglaubliche Zahl von 100 Milliarden Nervenzellen mit jeweils mehreren Tausend Kontaktstellen bilden in unserem Kopf einen unvergleichlichen Verbund, der uns das Denken, Sprechen, Fühlen, Sehen und auch jede Bewegung ermöglicht: Das Gehirn! Als Steuerungs- und Schaltzentrale des Organismus ist es am besten mit einem ultraleistungsfähigen Supercomputer vergleichbar.
Von hier kommen die Befehle, hier enden alle Datenströme und Informationen. Im Groß- und Kleinhirn werden die für die Bewegung notwendigen Programme generiert und im Laufe des Lebens den aktuellen Situationen angepasst. Deshalb ist es so wichtig, dass immer genügend relevante Daten für die Berechnung von Haltung und Bewegung vorhanden sind und das Zusammenspiel zwischen Gehirn, Nerven und Muskulatur ständig optimiert wird. Bedenken Sie: Mehrere hundert Muskeln sind im Einsatz, wenn wir

joggen, eine Kniebeuge oder einen Handstand machen. Die Denkzentrale in unserem Kopf koordiniert in pingeliger Kleinarbeit alle im Einsatz befindlichen Kraftpakete und Sensoren des Körpers, um sein Gleichgewicht zu halten. Bei jeder körperlichen Belastung saugt die Lunge mehr Atemluft auf und das Herz pumpt rascher Blut durch die Adern, damit die Muskeln Brenn- und Sauerstoff erhalten. Dieses ausgeklügelte und komplexe System funktioniert umso besser, je trainierter es ist. Bedenken Sie: Jeder Muskel benötigt 300 Reize täglich, damit er fit bleibt. Bleiben sie aus, verkümmert das Wunderwerk Mensch. Das Fett obsiegt, drosselt Mobilität und Denkvermögen.

Darüber hinaus stellt ein Plus an Bewegung die biologische Uhr zurück. Denn mit jedem Gramm Fett mehr wird die Haut schlaffer, die Knochen brüchiger und das Immunsystem schlapper. Doch die Natur hat vorgebeugt: Wer die Muskeln hegt und pflegt, gewinnt Jahre. Und glücklicherweise ist es dafür nie zu spät. Denn Muskeln sind bis ins hohe Alter trainierbar.

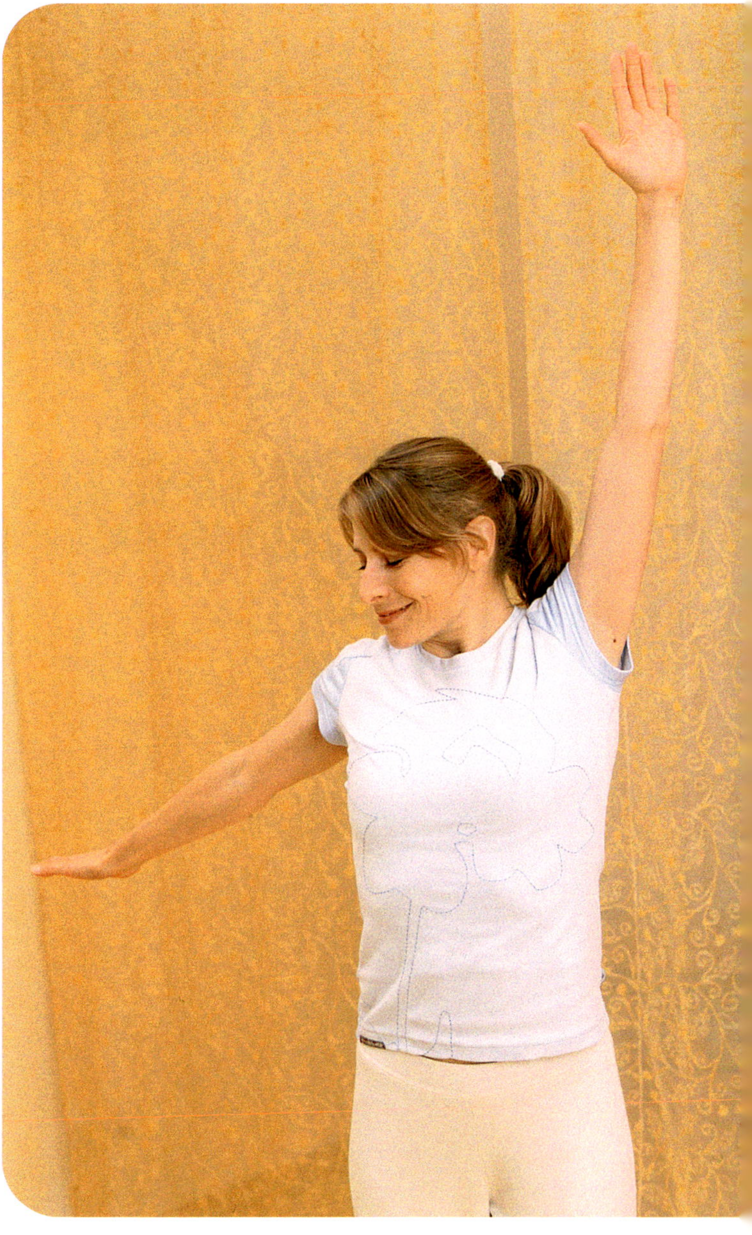

Wer sich in seinem Körper wohl fühlt, ist glücklich und zufrieden.

Muskeln – stark und attraktiv

Wie stark und fit Ihr Muskelkorsett ist, hängt ganz alleine von Ihnen ab. Regelmäßige körperliche Betätigung steigert die Leistungskraft.

Jeder Mensch verfügt über 639 Motoren. Keine Diesel- oder Elektromotoren, nein viel komplexer: Es sind die Muskeln. Prinzipiell arbeiten sie aber genau wie jeder andere Motor auch: Sie verwandeln Energie in Bewegung. Ohne Muskeln wäre der menschliche Körper nicht überlebensfähig. Wir könnten nicht atmen, nicht sprechen, nicht scharf sehen und uns natürlich auch nicht bewegen. Muskelfasern zählen zu den längsten Zellen des Körpers und sie veranstalten eine Art mikroskopisches Tauziehen, um chemische Energie in Bewegung umzusetzen. Dabei arbeiten sie mit einer raffiniert abgestimmten Mischung aus Kreatinphosphat, Glukose, Glykogen, Laktat, Fettsäuren und Triglyceriden. Manche dieser Brennstoffe werden im Muskel gespeichert, andere im Blutstrom zugeführt. Einige werden ohne Sauerstoff in Adenosintriphosphat (ATP) umgewandelt, dem universellen Energieträger der Zelle, manche verbrennen dabei vollständig zu Kohlendioxid und Wasser.

Kampf gegen Fett

Größtes Problem unserer Gesellschaft ist der Bewegungsmangel, denn nur im Sessel sitzend verkümmern die 639 Motoren und machen Platz für einen gesundheitsgefährdenden Feind: das Fett. Die Schwabbelmasse macht sich schnell im Körper breit, raubt einem alle Energie. Mit jedem Gramm Muskelmasse, die dem Körper verloren geht, wird die Haut schlaffer, das Immunsystem schlapper, der Geist träger. Doch wer clever ist, geht dagegen vor und legt sich einen kräftigen Muskelpanzer zu. Eine gut ausgeprägte Muskulatur ist das Beste, was Sie Ihrem Körper bieten können. Muskeln sorgen für ein jugendliches Aussehen – sie sind praktisch

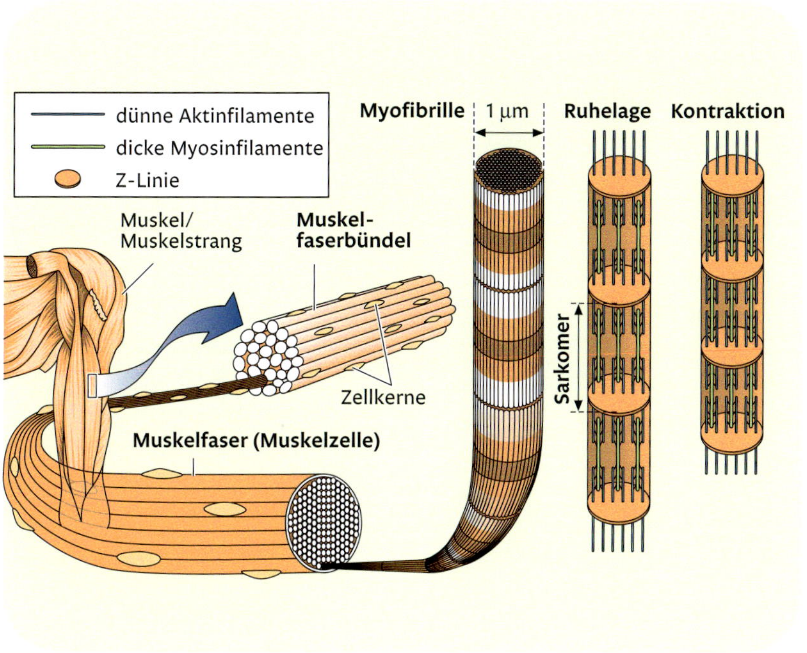

Perfekte Konstruktion – der Aufbau des menschlichen Muskels.

das Make-up unter der Haut. Weiteres Plus: Je ausgeprägter die Muskelmasse, desto größer die Fettverbrennung. Nach wie vor hält sich hartnäckig das Gerücht, dass der Körper erst nach 30 Minuten aerober Belastung mit der Fettverbrennung beginnt. Das ist aber, wie gesagt, ein Gerücht. Wer richtig dosiert trainiert – Stichwort: Slow-Motion-Fitness –, zapft die Fettspeicher schon von der ersten Sekunde an. Bedenken Sie: Jedes Extrakilo Muskeln verbrennt satte 100 Kilokalorien mehr – und das jeden Tag!

Das ist aber noch längst nicht alles: Muskeln sind direkt mit dem Immunsystem verbunden. In Aktion kurbeln sie die Körperabwehr an, aktivieren die Abwehrzellen des Körpers, die dann ohne Probleme Bakterien, Viren und sogar Krebszellen vernichten können. Sie reduzieren die Blutfettwerte, senken den Cholesterinspiegel. Das Blut kann leichter durch den Körper fließen und die körperliche Leistungsfähigkeit bleibt bis ins hohe Alter erhalten. Jede einzelne Zelle wird besser mit Sauerstoff versorgt.

Gesund bis auf die Knochen

Aus 204 Knochen setzt sich das menschliche Skelett zusammen. Sie unterscheiden sich in Form und Größe. Da gibt es flache Knochen, wie die des Schädels, der Rippen, des Brustbeins oder der Schulterblätter, die Röhrenknochen an Armen und Beinen sowie kurze Knochen an den Handwurzeln. Und schließlich die unregelmäßig geformten Wirbelkörper. Seit rund 1,5 Millionen Jahren hat sich an dem perfekt zusammengefügten Puzzle nichts mehr verändert.

Die Hauptaufgabe der Knochen bestehen in ihrer Stütz- und ihrer Bewegungsfunktion, die durch gelenkige Verbindungen möglich wird. Doch Knochen können noch viel mehr, sie dienen beispielsweise als Speicher für Mineralien wie Kalzium und Phosphat. Das Knochenmark produziert Zellen, aus denen sich die roten und weißen Blutkörperchen entwickeln.

Elegante Konstruktion

Trotz ihrer Masse und teilweise beeindruckenden Größe machen die Knochen nur 14 Prozent des Körpergewichts aus. Die Natur hat unser Stützgerüst also in Leichtbauweise konstruiert – außen eine harte Wand, innen ein Gewölbe aus dünnen Balken, die so angeordnet sind, dass sie große Lasten tragen können. Eine sehr elegante Konstruktion, die leider aber auch ein paar Risiken mit sich bringt. Wenn die Balken spärlicher werden und sich die Dichte der Außenwände verringert, besteht die Gefahr, dass der Knochen leichter bricht. Die Knochenzellen werden ein Leben lang abgebaut und durch neue Zellen ersetzt und mit Kalzium gehärtet. Gerät dieser natürliche Kreislauf aus dem Lot, wird mehr Knochen ab- als aufgebaut, schwindet der stabile Feinbau der Knochen. Dann ist sie

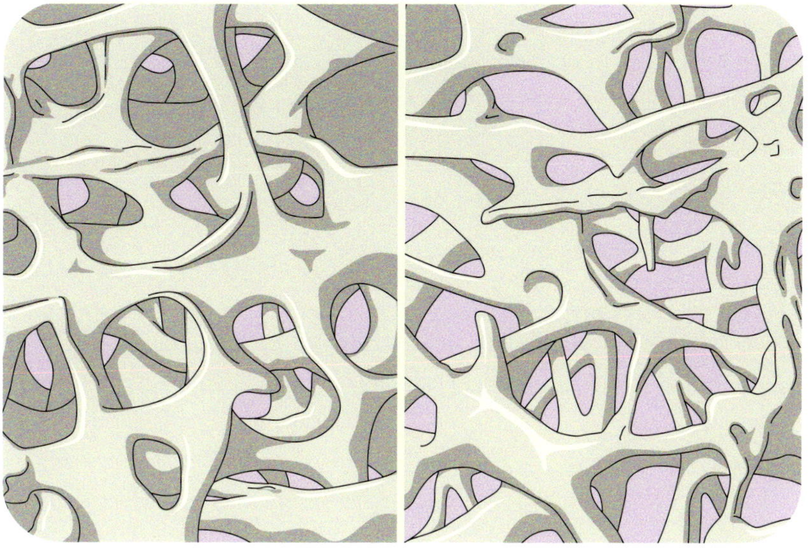

Muskeltraining ist – neben einer vernünftigen Ernährung – der beste Schutz vor dem gefürchteten Knochenschwund (rechts: osteoporotischer Knochen; links: gesunder Knochen).

da, die gefürchtete Osteoporose (Knochenschwund), unter der bereits viele Millionen Menschen in Deutschland leiden.

Es ist nie zu spät

Deshalb der wichtige Rat: Früh stärkt sich, was ein gesunder Knochen werden will. Wissenschaftler haben Hinweise darauf gefunden, dass Menschen, die in ihrer Jugend körperlich sehr aktiv waren, auch im Alter noch stärkere Knochen haben. Die nächste gute Nachricht: Es ist praktisch nie zu spät, seine Knochen fit zu machen. Selbst 80-Jährige können noch Muskeln aufbauen und mit gezieltem Training dem Knochenschwund entgegenwirken. Einmal trainierte Muskeln schützen das Skelett auch noch Jahre nach dem Sportprogramm: Ältere Frauen, die zwei Jahre lang zweimal pro Woche ein gezieltes Krafttraining absolvierten, hatten noch acht Jahre nach Trainingsende ein besseres Stützkorsett aus Muskeln. Ihre Knochen waren zudem fester und brachen seltener. Slow-Motion-Fitness – das haben Studien in den USA gezeigt – ist ideal geeignet, um die Knochen bis ins hohe Alter fest und stabil zu halten. Und auch, wer schon an Osteoporose leidet, kann von dem Training profitieren, sollte aber vorher seinen Arzt befragen.

Nie mehr Rückenschmerzen

Hätte ein Architekt den Aufbau unserer Wirbelsäule zu verantworten gehabt, er hätte vermutlich seinen Job verloren. Denn unsere Wirbelsäule ist ein kippeliger Turm aus 24 übereinander gestapelten Wirbelkörpern mit seinen dazwischen liegenden Bandscheiben, der

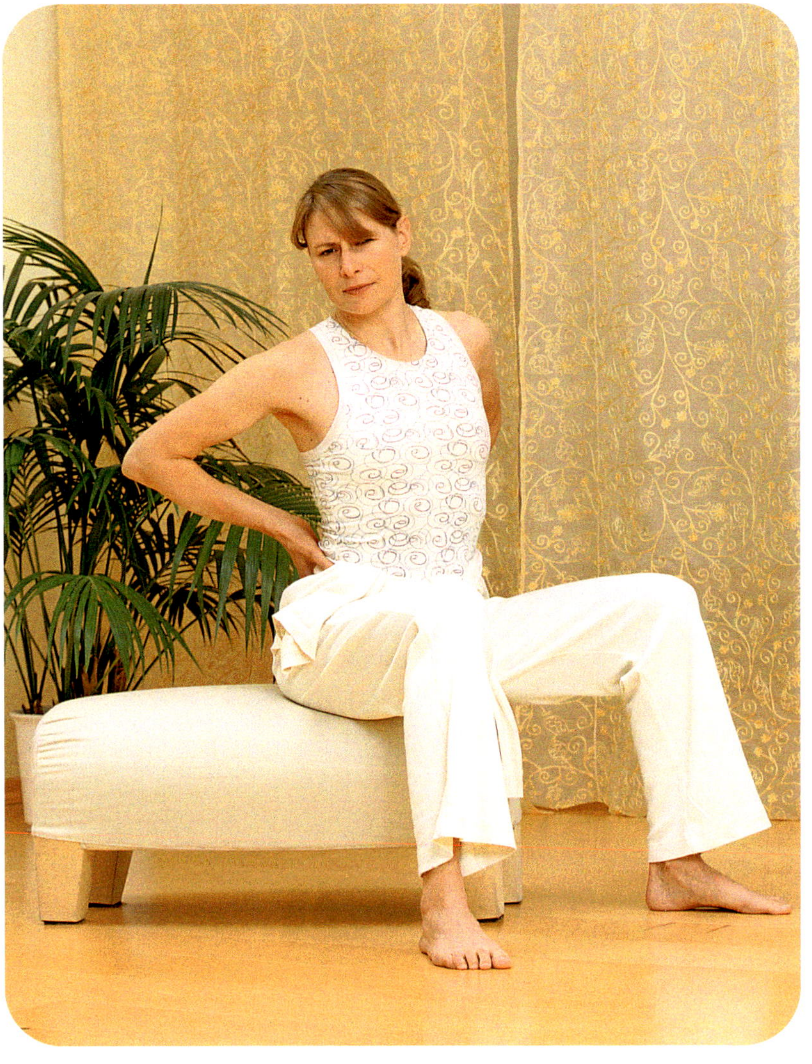

Das Kreuz mit dem Kreuz – Millionen leiden darunter.

von zahlreichen Muskeln zusammengehalten wird. Sie haben unaussprechliche Namen wie Musculi interspinales rotatores oder Musculus erector spinae. Diese und viele andere bilden ein Geflecht dünner Muskelbänder, die sämtliche Wirbel kreuz und quer miteinander verketten. Da gibt es die so genannte autochthone - vom Willen unabhängige - Muskulatur, die unseren Körper ständig ausbalanciert, ohne dass wir etwas davon merken. Diese Stützbänder arbeiten immer im Duett: Während ein Muskelstrang zieht, gibt sein Gegenspieler haltend nach - und umgekehrt. Darüber liegen die Kraftpakete unserer Oberflächenmuskulatur, die Arme, Beine, Bauch und Po mit der Wirbelsäule verbinden. Sie stützen das Rückgrat kräftig ab. Dieses komplizierte System kann aber nur dann funktionieren, wenn alle Muskelmitspieler kräftig und gleich stark sind. Sonst agieren nur die Cracks und die Schwächlinge klinken sich aus, sie verlieren jeden Mumm. Folge: Die tragende Säule bekommt Schlagseite und das bedeutet einseitige Abnutzung, früher Verschleiß, Schmerzen. Deshalb macht die tragende Säule unseres Körpers bei vielen Menschen auch oft schon bei ganz harmlosen Bewegungen schlapp. Eine falsche Drehung und schon ist es passiert. L5-S1 heißt es dann. Klingt wie beim Schiffe versenken, meint aber die Wirbelkörper der unteren Lendenwirbelsäule - also jene Stelle, die bei den meisten Menschen aus dem Lot geraten ist.

Ein gezieltes Muskeltraining ist das beste Rezept und die beste Strategie gegen Rückenschmerzen. Denn ein starkes Muskelkorsett leidet nicht unter Schmerzen.

Risikofaktor Bewegungsmangel

Der Hauptgrund, da sind sich alle Ärzte, Sportwissenschaftler und Physiotherapeuten einig, ist die fehlende körperliche Beanspruchung. Wir sitzen im Auto, im Büro, vor dem Fernseher, im Kino und in der Kneipe. Es fehlen wichtige Reize für die schützende und stabilisierende Muskulatur der Wirbelsäule. Bauch- und Rückenmuskeln sind bei vielen Menschen verkümmert. Sie sind nicht mehr in der Lage, unserer Wirbelsäule den nötigen Halt zu geben.

Der Bewegungsapparat heißt nicht umsonst »Bewegungs«apparat. Muskeln, Sehnen, Bänder, Knochen und Bandscheiben brauchen regelmäßige Belastungsreize. Bleiben diese aus, kommt es zu Verschleißerscheinungen, frühzeitigen Schädigungen und einer reduzierten Belastungsfähigkeit. Eines des besten Rezepte gegen Rückenschmerzen, das haben umfangreiche Studien gezeigt, ist neben einem leichten Ausdauertraining die Slow-Motion-Fitness!

Das Slow-Motion-Fatburner-Geheimnis

Der Weg von dick nach dünn ist nicht versperrt. Mit der richtigen Bewegung und einer ausgewogenen Ernährung können Sie einen neuen Menschen aus sich zaubern.

Es ist längst kein Geheimnis mehr und ja auch nicht zu übersehen. Viele Deutsche tragen zu viel Gewicht mit sich herum. Bei zwei Dritteln aller Männer und der Hälfte der Frauen zeigt die Waage zu viel an. Diese überflüssigen Pfunde schaden nicht nur dem Herz-Kreislauf-System, sie erhöhen nicht nur das Risiko, an Diabetes zu erkranken, nein, sie bringen auch die ohnehin schon instabile Statik der Wirbelsäule mächtig durcheinander. Was also tun? Die neueste Diät ausprobieren? Mehr Sport treiben? Was ist besser? Ich will Ihnen nichts vormachen. Selbst das beste Workout der Welt lässt die Pfunde nicht purzeln, wenn nicht gleichzeitig die Ernährung umgestellt wird. Wie das mit dem Essen am besten geht, können Sie ab Seite 124 lesen.

Der Kalorienkiller

Wie aber auch die Slow-Motion-Fitness dazu beiträgt, dass der Zeiger der Waage immer weniger stark ausschlägt, erkläre ich Ihnen jetzt: Studien haben gezeigt, dass das Zeitlupentraining Muskeln fast doppelt so schnell aufbaut wie traditionelles Krafttraining und fast doppelt so viele Kalorien verbrennt wie beispielsweise 30 Minuten joggen. Nach wie vor glauben aber viele, dass es notwendig sei, während des Trainings Fett verbrennen zu müssen, wenn man »abspecken« will. Deshalb hält sich auch weiterhin der Mythos eines pulsgezielten Trainings zur Gewichtsreduktion. Es wird also höchste Zeit, sich von zwei irrigen Vorstellungen zu verabschieden: Erstens, dass es grundsätzlich ein Ausdauertraining braucht, um seinen Körperfettanteil reduzieren zu können, und zweitens, dass dafür ein Ausdauertraining im Fettstoffwechselbereich nötig ist.

Weg mit dem Fett

Zahlreiche Studien beweisen: Am effizientesten lassen sich Fettpölsterchen mit Krafttraining abbauen. Dass Krafttraining – vor

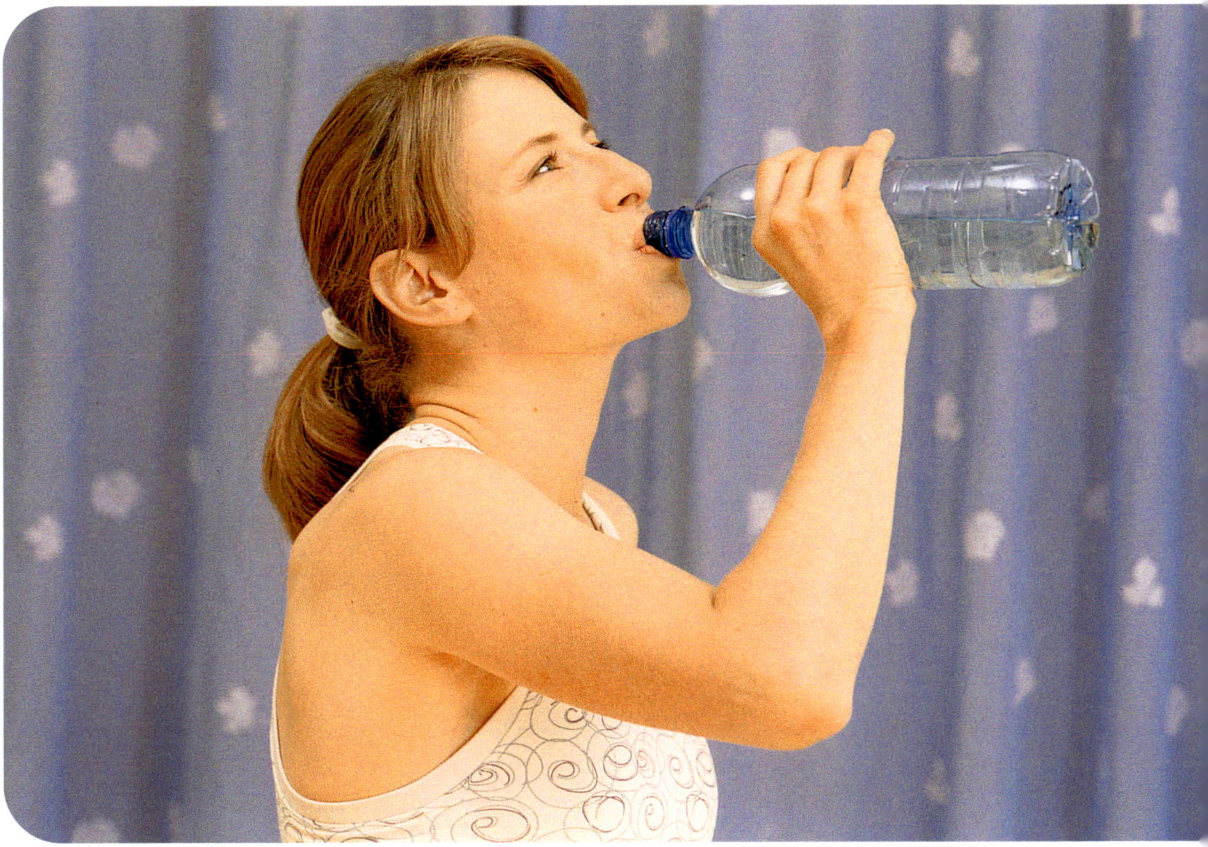

Die Flasche Mineralwasser sollte zum ständigen Begleiter werden.

allem Slow-Motion-Fitness – bezogen auf den Zeitaufwand, effektiver ist als Ausdauersport, ist nicht nur seit 20 Jahren durch wissenschaftliche Studien nachgewiesen, sondern zeigt sich auch im Trainingsalltag. Hauptgrund ist der so genannte »Nachbrenn- oder After-Burn-Effekt«. Auch Stunden nach dem Slow-Motion-Programm verbrennt der Körper mehr Fett als sonst. Noch einmal sei es gesagt: Jedes Extrakilo Muskeln verbrennt täglich 100 Kilokalorien mehr – auch in Ruhe.

Die nächste gute Nachricht: Slow-Motion-Fitness bringt auch den Hormonhaushalt wieder ins Lot. Für die Aufrechterhaltung normaler Körperfunktionen werden geringere Hormonmengen benötigt. Einen besonderen Stellenwert hat das Wachstumshormon HGH (Human Growth Hormone). Der körperlich Trainierte hat viel mehr HGH zur Verfügung als der Untrainierte. Das wirkt sich positiv auf Muskulatur, Bindegewebe, Knochendichte und Herz-Kreislauf-Funktion aus.

Der Slow-Motion-Anti-Aging-Effekt

In zehn Jahren noch so aussehen wie heute? Kein Problem und für jeden möglich, denn Alterserscheinungen und -beschwerden sind kein unentrinnbares Schicksal mehr – Sie können viel dagegen tun. Legen Sie doch am besten gleich los!

Gesund und fit bis ins hohe Alter – das ist nicht nur eine Frage der Gene. Wer rechtzeitig auf die Warnsignale seines Körpers hört und aktiv gegensteuert, fühlt sich länger körperlich und geistig fit. Altersforscher, Mediziner und Sportwissenschaftler sind sich einig: Körperliches Training ist die erfolgreichste und vor allem preiswerteste Anti-Aging-Strategie. Das Besondere an Slow-Motion-Fitness ist sein Allround-Benefit: Obwohl es sich um Kraftübungen handelt, hat das neu entwickelte Spezialprogramm positive Auswirkungen auf Herz und Lunge. Hier ein Überblick:

> Das Gehirn wird besser mit Sauerstoff versorgt – Sie sind wacher, konzentrierter und kreativer.

> Das Stresshormon Adrenalin wird schneller abgebaut – Sie sind körperlich und mental entspannter, können besser schlafen.

> Der gesamte Organismus wird besser durchblutet – die Zellen entschlacken, die Haut strahlt rosig.

Was Slow-Motion-Fitness auch so wertvoll macht, ist seine Attacke auf die Problemzonen. Der optimale Einsatz großer Muskelgruppen und die langsamen Bewegungen setzen im Körper eine ganze Reaktionskaskade in Gang, die Fettschmelze beginnt.

Ideal in jedem Alter

Ein durch Slow-Motion-Fitness in Bewegung gebrachter Körper arbeitet viel besser und vor allem ökonomischer – am besten vergleichbar mit einem optimal eingestellten Automotor. Der Körper des Trainierten muss viel weniger Kraft aufwenden, um das Gleiche zu leisten, wie der eines Untrainierten. Durch den geringeren Energieeinsatz vermindern sich die schädigenden Einflüsse von Sauerstoffradikalen, dem so genannten oxidativen Stress. Grund: Der Energieeinsatz ist immer mit vermehrter Bildung von Sauerstoffradikalen verbunden. Zwar erzeugt auch körperliche Anstrengung den aggressiven Sauerstoff, aber ein trainierter Organismus verfügt über wesentlich effizientere Schutzsysteme als der untrainierte. Bei weniger Energieeinsatz fallen weniger giftige Radikale an und diese werden sehr viel wirkungsvoller wieder beseitigt.

Slow-Motion-Fitness wirkt in jedem Alter. Aber vor allem diejenigen, die ihren 40. Geburtstag schon gefeiert haben, profitieren von der Entdeckung der Langsamkeit. Regelmäßiges Slow-Motion-Training führt zu mehr Energie, Vitalität und Lebensfreude. Plötzlich kommt die Spannkraft wieder zurück. Haut und Muskeln straffen sich, was sich auch positiv auf die Psyche auswirkt.

Wer jetzt mit dem Training startet, hat noch im hohen Alter die gleiche Muskelmasse und Muskelkraft wie 30-Jährige. Bereits nach drei Monaten regelmäßigen Trainings (zweimal wöchentlich 20 Minuten) sind Sie biologisch jünger: Herz und Kreislauf sowie Muskelkraft können um bis zu 20 Jahre verjüngt werden!

Was Slow-Motion-Fitness so wertvoll macht

Prävention

- Slow-Motion-Fitness verbessert die Leistungsfähigkeit des Stütz- und Bewegungsapparats, verringert das Verletzungsrisiko beim Sport, im Alltag und bei der Arbeit.
- Sehnen, Bänder, Knorpel und Knochen stabilisieren sich, werden fester, können mehr aushalten.

Rehabilitation

- Slow-Motion-Fitness beschleunigt die Regeneration und Rehabilitation nach Verletzungen oder operativen Eingriffen.
- Rückenbeschwerden und Schmerzen am Bewegungsapparat verringern sich oder verschwinden ganz.

Leistungssteigerung

- Auch als Hobbysportler können Sie sich ein gutes Kraftpotenzial aufbauen und so auch in anderen Sportarten auftrumpfen.
- Sie verbessern die Regenerationsleistung, sind auch nach großen Anstrengungen schnell wieder fit.

Aussehen

- Sie bauen Muskelmasse auf, straffen Gewebe und verringern den Körperfettanteil.

Psyche

- Der Kraftzuwachs steigert Selbstbewusstsein und Selbstwertgefühl. Sie entwickeln ein größeres Körperbewusstsein und verbessern Ihre Körperwahrnehmung. Mit anderen Worten: Sie sind einfach besser drauf.

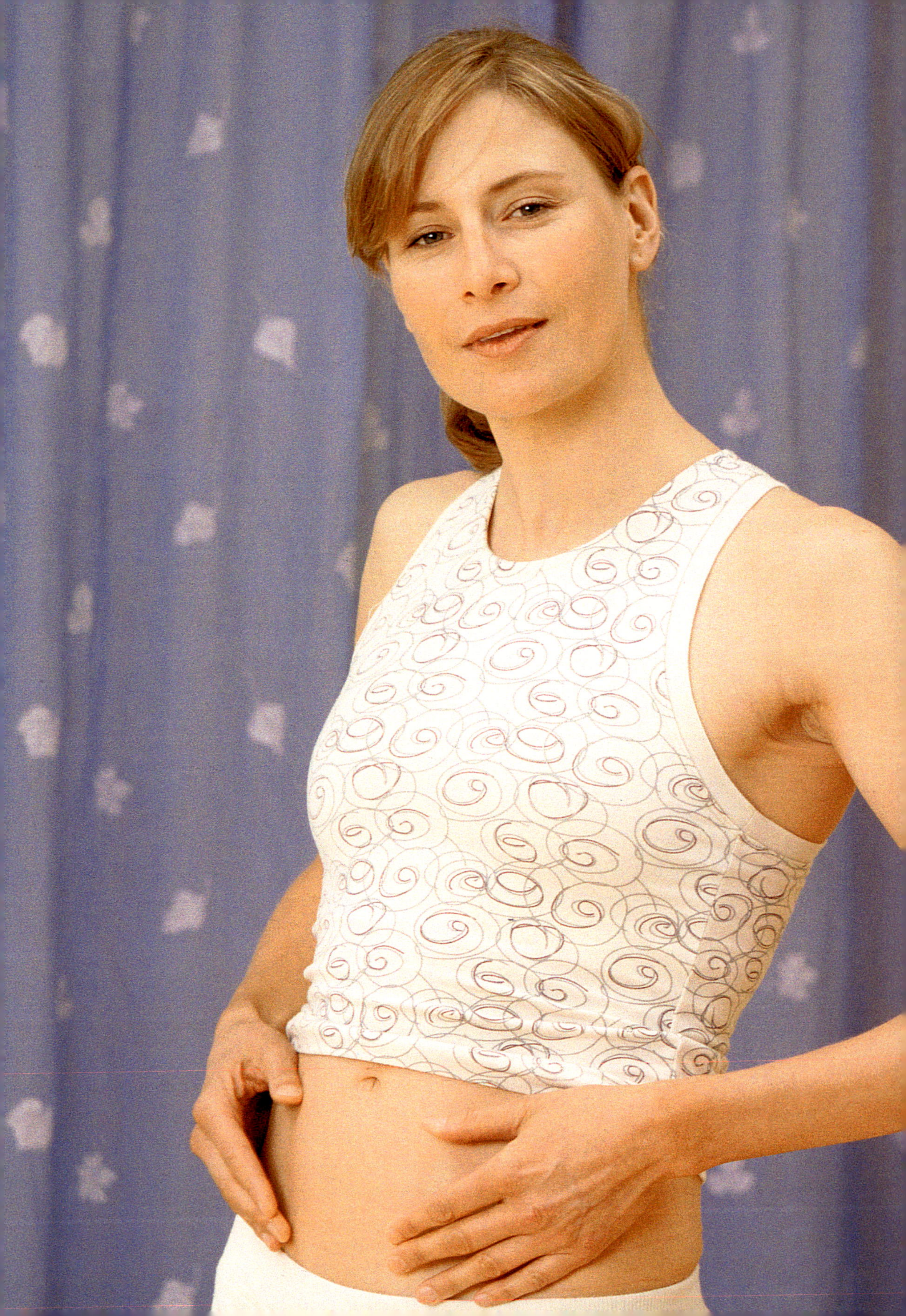

Das Slow-Motion-*Geheimnis*

Das 90-Sekunden-Geheimnis

Um hinter das Geheimnis der Slow-Motion-Fitness zu kommen, müssen wir uns die Muskulatur des menschlichen Körpers noch einmal genauer anschauen. Der Muskel arbeitet immer dann, wenn er sich zusammenzieht oder kontrahiert, wie es in der Fachsprache heißt. Bei einer Muskelkontraktion laufen mehrere Prozesse in unglaublicher Geschwindigkeit hintereinander ab. Ausgelöst durch einen chemischen Reiz wird eine Erregung in die Tiefe der Muskelfaser geleitet. Das setzt chemische Energie frei, der Muskel verkürzt sich.

Experten unterscheiden dabei drei verschiedene Fasertypen, deren Anteil schon von Geburt an im Körper festgelegt ist. Da gibt es zum einen die schnell kontrahierenden Fasern, auch FT-Fasern genannt (FT steht für fast-twitch). Weltklassesprinter haben davon einen großen Anteil. Sie verfügen über mehr so genannte anaerobe Enzyme, sind also vom Sauerstoff unabhängig. Sie zapfen die Phosphat- und Glykogenspeicher an, können so in kürzester Zeit enorme Kraft aufbringen, ermüden aber schnell. Dann gibt es die langsam kontrahierenden Fasern, auch ST-Fasern genannt (ST steht für slow-twitch). Sie sind reichlich besetzt mit aeroben Enzymen, vielen Mitochondrien, Myoglobin und Triglyceriden. Sie zapfen den Glykogen- und Fettstoffwechsel an, sind ermüdungsresistent. Die besten Marathonläufer der Welt haben einen großen Anteil an diesen Muskelfasern.

Belohnen Sie Ihren Körper mit Muskeln

Bei den meisten Menschen ist der Anteil der jeweiligen Muskelfasern ausgewogen (Intermediärtyp). Beim Slow-Motion-Training, wo jede Übung sehr langsam durchgeführt wird und etwa 90 Sekunden dauert, kommt es zu einem ganz besonderen Effekt: Sowohl die schnellen als auch die langsamen Muskelfasern kommen so lange zum Einsatz, bis sie ermüden. Und damit werden Sie dann belohnt:

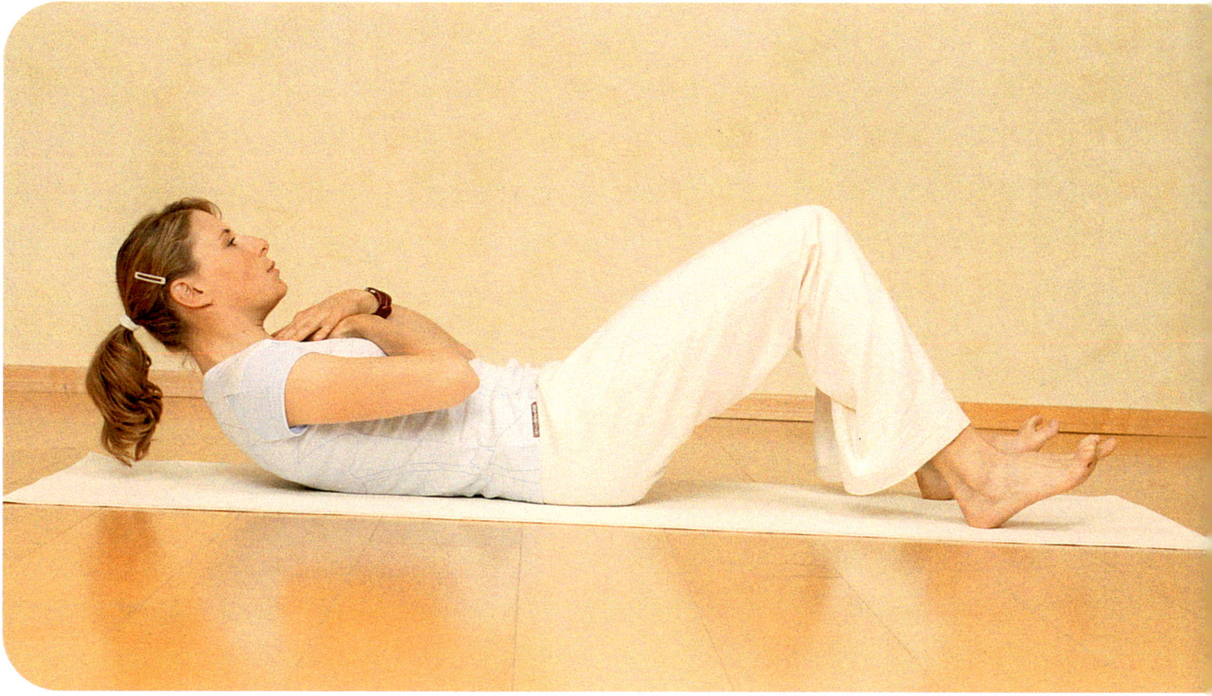

> Regelmäßiges Slow-Motion-Training versetzt Sie in die Lage, mehr Muskelfasern innerhalb eines Muskels kontrahieren zu lassen. Experten sprechen von intramuskulärer Koordination. Folge: Sie können auch in Alltagssituation Ihre Kraft gezielter und Energie sparender einsetzen.

> Die Energiespeicher des Muskels vergrößern sich, Sie fühlen sich fitter und agiler, verbessern Ihre Körperhaltung und damit auch Ihr Selbstbewusstsein.

> Die Kapillarisierung verbessert sich. Kapillaren sind feinste Verzweigungen der Arterien. In ihnen findet der Stoff- und Energieaustausch statt.

> Die Muskelspannung erhöht sich. Das führt zur Stabilisierung der Gelenke, schont den Bewegungsapparat und verzögert die Abnutzungserscheinungen.

> Schon nach wenigen Wochen bildet sich ein kräftiger Muskelpanzer, der die Fettverbrennung ankurbelt, den Rücken vor Problemen schützt und die Knochen bis ins hohe Alter stabil hält. Nicht schlecht für 20 Minuten Einsatz.

Fest steht: Der Muskel wächst am Widerstand. Das klappt am besten mit einem durchdachten und intelligenten Trainingsprogramm.

Das Timing zählt

Investieren Sie täglich ein wenig Zeit in Ihre Gesundheit. Es lohnt sich!

Der Atem pfeift, das Knie schmerzt und die Waden brennen wie Feuer. Vier von fünf Hobbysportlern trainieren falsch – und riskieren dabei ihre Gesundheit. Doch wer wirklich Wert auf Fitness und Gesundheit legt, schaltet seine Gangart deutlich runter. Die Slobbies (slower but better working people – langsamer aber besser arbeitende Menschen) sind auf dem Vormarsch. Und das nicht nur in den Chefetagen. Auch das Krafttraining ist jetzt auf Entschleunigungskurs. Training auf die sanfte Tour ist angesagt. Mit anderen Worten: Slow-Motion-Fitness.

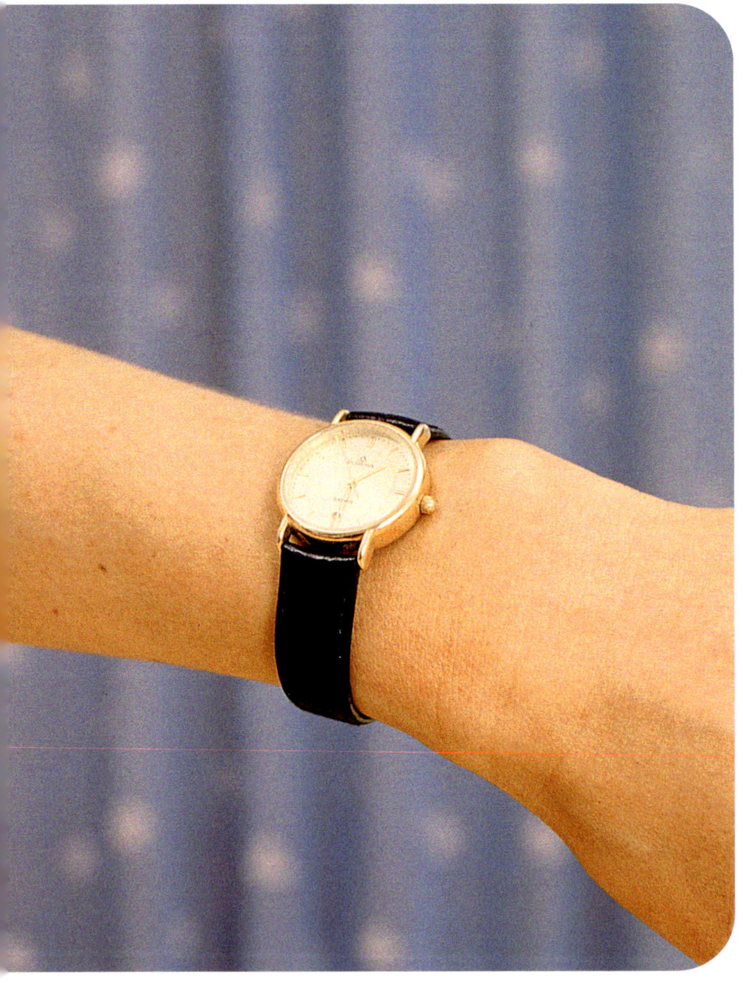

Doch es ist gar nicht so einfach, sich an langsame Geschwindigkeiten zu gewöhnen. Das gilt insbesondere für das Krafttraining. Denn drei Sekunden pro Bewegungsamplitude ist wirklich Zeitlupentempo und die meisten Workouts laufen deutlich schneller ab.

Ziel der Slow-Motion-Fitness ist es, die beanspruchte Muskulatur vollständig zu ermüden. Das klappt aber nur, wenn die Übungen präzise und in einem bestimmten Zeitrahmen durchgeführt werden. Was also tun? Ideal ist es natürlich, wenn Sie mit einem Partner trainieren. Abwechselnd können Sie sich gegenseitig Hilfestellung geben. So kann der Pausierende den Takt vorgeben.

Beispiel Liegestütze: Beim Beugen der Arme zählt der Pausierende 21, 22, 23, beim Strecken ebenso. Es dauert meist nur wenige Trainingseinheiten, bis der langsame Rhythmus ins Blut übergegangen ist, so dass ein Mitzählen gar nicht mehr nötig ist.

Wer alleine trainiert, kann auf eine Uhr mit gut sichtbarem Sekundenzeiger schauen und sich daran orientieren. Extratipp: Klavierbesitzer haben meist auch ein Metronom. Dieses lässt sich sehr gut auf die richtige Geschwindigkeit einstellen.

Zweimal die Woche 20 Minuten reichen aus, um seinen Körper in einen funktionstüchtigen Organismus zu verwandeln. Schon nach kurzer Zeit sind die Erfolge fühl- und sichtbar.

Bloß nicht übertreiben

Ideal für das Slow-Motion-Training sind 15 Wiederholungen bei insgesamt 90 Sekunden Belastungszeit. Nicht jeder ist sofort in der Lage, die 90 Sekunden auch durchzuhalten. Denn obwohl sich das Training im Schneckentempo leicht anhört, werden die Muskeln mächtig gefordert. Sie fangen an zu zittern (was ein gutes Zeichen ist), können aber auch schmerzen. Wenn Sie außerdem nicht mehr durchatmen können und beim Atmen pressen müssen, brechen Sie die Übung lieber ab.

Deshalb mein Rat: Machen Sie zu Beginn Ihres Trainingsprogramms nur so viele Wiederholungen, wie Ihnen möglich sind. Vielleicht schaffen Sie erst nur 60 Sekunden. Das ist völlig in Ordnung. Denn viel wichtiger als die 90 Sekunden Belastungszeit ist die langsame Bewegungsausführung. Ich bin sicher: Wenn Sie dran bleiben, sind Sie schon nach wenigen Wochen in der Lage, auch das volle Pensum zu leisten.

Wichtig zu wissen: Tage, an denen man Bäume ausreißen kann und an denen man schlaff in den Seilen hängt, kommen immer wieder vor. An den Jubeltagen können Sie das Programm ruhig ein wenig intensivieren. Fühlen Sie sich dagegen schlapp, ist es völlig in Ordnung, mal einen Gang runterzuschalten. Überwiegen die schlappen Tage könnte das zwei Gründe haben: Entweder übertreiben Sie Ihr Trainingsprogramm und muten sich einfach zu viel zu oder aber es ist gesundheitlich etwas nicht in Ordnung. Vielleicht ein kleiner Infekt oder zu viel Stress im Alltag. Wenn Sie aus dem Tief nicht herauskommen, sollten Sie das von einem Arzt abklären lassen.

Play Safe – so wird das Training zum Erfolg

Slow-Motion-Fitness fordert den ganzen Körper und bevor Sie damit starten, Ihren Körper neu zu modellieren, sollten Sie unbedingt ein paar Tipps beherzigen:

Aufwärmen

Wie beim Joggen, Radeln oder Fußballspielen gehört auch beim Slow-Motion-Training ein kurzes Aufwärmprogramm einfach dazu. Und zwar immer! Nicht nur für Spitzensportler, sondern für jeden sportlich Tätigen handelt es sich um die wichtigste Maßnahme der Trainingsvorbereitung. Aufwärmen stimuliert den Kreislauf und regt die Herztätigkeit an. In der arbeitenden Muskulatur erweitern sich die Gefäße. Die Nervenleitgeschwindigkeit erhöht sich und das wirkt sich positiv auf die Muskelspannung und die Muskelelastizität aus. Die Muskeln können sich besser entspannen und verbrauchen weniger Energie. Wer seine Übungen zu Hause durchführt, sollte ein paar Minuten auf der Stelle laufen oder dynamische Schrittkombinationen machen.

Dehnen

Gerade beim Krafttraining kann sich die Muskulatur verkürzen. Deshalb ist es ratsam, ein paar leichte Dehnübungen der wichtigsten Muskelgruppen – Brust, Oberschenkel, Waden – zu machen.

Die richtige Reihenfolge

Die im folgenden Kapitel vorgestellten Kraftübungen sind so aneinander gereiht, dass sie den modernsten Trainingsempfehlungen entsprechen. Anfänger starten zunächst mit den ersten sechs Übungen, später können Sie dann alle zwölf Übungsbei-

Tipp

- **Legen Sie doch fetzige Musik in den CD-Player und tanzen Sie ein paar Minuten. Das wärmt den ganzen Körper ideal auf.**
- **Wer ins Fitness-Studio geht, macht sich am besten auf einem der Ergometer (Laufband, Fahrrad) warm. Fünf bis zehn Minuten bei niedriger Geschwindigkeit reichen völlig aus.**

So dehnen Sie richtig

Es gibt ganz unterschiedliche Formen des Beweglichkeitstrainings. Besonders empfehlenswert ist das so genannte passiv-statische Stretching. Es ist leicht zu erlernen und vor allem für Anfänger sehr gut geeignet. Bei dieser Dehnform wird der Muskel langsam bis in seine mögliche Endstellung gedehnt und dann gehalten (statisch), ohne dass es zur Muskelkontraktion (passiv) kommt. Dabei ist auf Folgendes zu achten:

- **Begeben Sie sich langsam in die Dehnendstellung.**
- **Es dürfen keine Schmerzen auftreten, nur ein Muskelziehen.**
- **Die Dehnendposition wird 10 bis 20 Sekunden gehalten.**
- **Während des Dehnens sollten Sie ruhig und gleichmäßig weiteratmen.**
- **Bleiben Sie so entspannt wie möglich.**
- **Lösen Sie die Dehnung langsam auf.**

spiele variieren, aber jede Muskelgruppe nur einmal trainieren. Dabei sollten Sie auf Folgendes achten:

Trainieren Sie immer erst den Beugemuskel und dann den Streckmuskel. Beispiel: Starten Sie mit der Bizepsübung (Beugeübung) und trainieren Sie dann den Trizeps (Strecker). Grund: So vermeiden Sie eine muskuläre Dysbalance.

Die richtige Haltung

Achten Sie stets auf Ihre Haltung und zwar von der ersten bis zur letzten Sekunde. Wer schon nach 60 Sekunden verkrampft und Probleme hat, die Kontrolle über die Übung zu behalten, sollte das Gewicht reduzieren oder die Übungen vereinfachen.

Wenn Sie ein paar Lieblingsübungen haben, sollten Sie diese für das Ende des Trainings einplanen. Damit tricksen Sie sich selbst aus, denn so ist sichergestellt, dass Sie auch das gesamte Programm absolvieren.

Trinken

Slow-Motion-Fitness ist keine besonders schweißtreibende Angelegenheit. Trotzdem verlieren Sie Flüssigkeit und diese sollten Sie dem Körper auch wieder zurückgeben. Deshalb mein Rat: Halten Sie immer eine Flasche Mineralwasser oder Apfelsaftschorle griffbereit.

Die richtige Atemtechnik

Aktiviert und spendet Energie: die Bauchatmung. Erst sie macht das Fitness-Programm richtig effektiv. Viele müssen sie aber erst wieder erlernen.

Wer schon einmal in einem Fitness-Studio war und sich die dort trainierenden Menschen angesehen hat, kennt dieses Bild: Beim Stemmen oder Drücken der Gewichte blähen manche ihre Wangen auf, der Kopf wird puterrot, die Adern im Halsbereich schwellen bedrohlich stark an. Als Pressatmung bezeichnen Experten dieses Phänomen, wenn Sportler sich mal wieder zu viel zumuten. Die Luft wird unter Belastung angehalten, im Bauchraum eingeschlossen und zusammengepresst. Im Hochleistungssport, wo Athleten ihre Grenzen ausloten müssen, um weitere Leistungssteigerungen zu erreichen, dient die Pressatmung als Schutzmechanismus. Die Bandscheiben werden auf diese Weise um 50 Prozent entlastet. Allerdings kommt es auch zu einem massiven Anstieg des Blutdrucks und so zu einer nicht zu unterschätzenden Belastung für das Herz.

Lieber gleichmäßig atmen

Im Fitness-Bereich sollte man auf die Pressatmung verzichten. Sie ist ein Hinweis dafür, dass die Übung zu schwer und das Gewicht zu hoch gewählt ist. Auch wenn es anstrengend ist: Eine ruhige und gleichmäßige Atmung ist besser. Ideal ist es, wenn der Atemrhythmus die Bewegung steuert – und nicht umgekehrt.

Warum die richtige Atemtechnik gerade beim Muskeltraining so wichtig ist, lässt sich ganz leicht erklären: Bei jeder körperlichen Belastung benötigt der Organismus mehr Energie, also auch mehr Sauerstoff. Fehlt das lebenswichtige Elixier, werden die Zellen des Körpers nicht mehr ausreichend versorgt. Folge: Es sammeln sich Stoffwechselendprodukte an, die Leistungsfähigkeit sinkt.

Kombi-Atmung

Deshalb sollten Sie sich auch bei allen Übungen auf die Atmung konzentrieren. Ideal ist die so genannte Kombi-Atmung. Die meis-

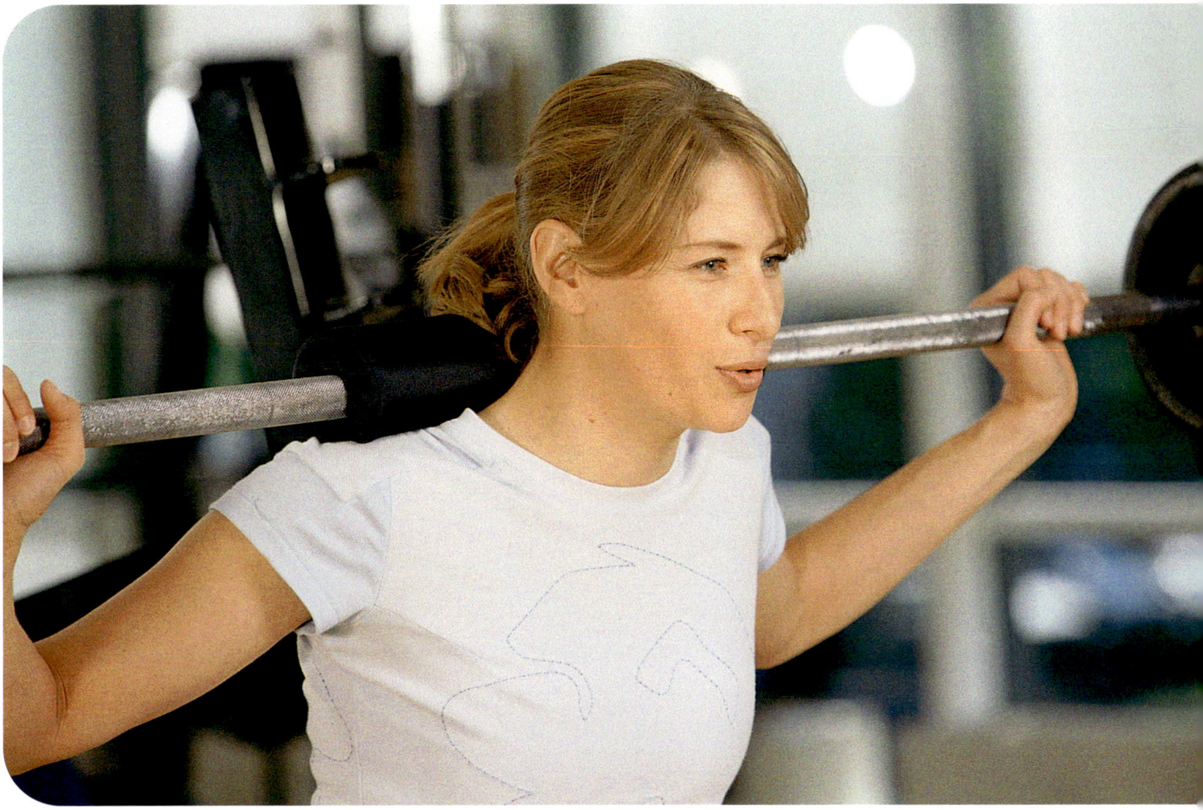

ten Menschen atmen mithilfe der Brust. Damit nutzen sie aber nur einen Bruchteil der Möglichkeiten. Besser ist eine Kombination aus Brust- und Bauchatmung. Und die lässt sich ganz leicht trainieren: Atmen Sie doch einmal so tief ein, wie es nur geht. Sie spüren, wie sich nicht nur die Brust, sondern auch der Bauch wölbt. Vorteil: Die gesamte Lunge wird bis in die Lungenspitzen mit Luft gefüllt. Dann atmen Sie wieder vollständig aus. Wenn Sie diese Übung regelmäßig wiederholen - das geht auch zwischendurch einmal im Büro - erhöhen Sie die Sensibilität für das Atmen und Sie werden schnell merken, dass Sie auch im Alltag und beim Sport die Kombi-Atmung viel besser nutzen.

Für alle in diesem Buch vorgestellten Übungen gilt: Atmen Sie währenddessen tief und gleichmäßig. Nutzen Sie das gesamte Atemspektrum - Bauch- und Brustatmung. Wenn Sie doch anfangen zu pressen, das kann am Ende einer Übung durchaus vorkommen, dann reduzieren Sie das Gewicht oder erleichtern Sie die Übung.

Beim sportlichen Training wird man unweigerlich mit der Atmung konfrontiert. Ein- und ausatmen ist nicht mehr selbstverständlich. Trotz aller Anstrengung ist es unabdingbar, kontrolliert weiterzuatmen.

Die Arbeitsweise der Muskulatur

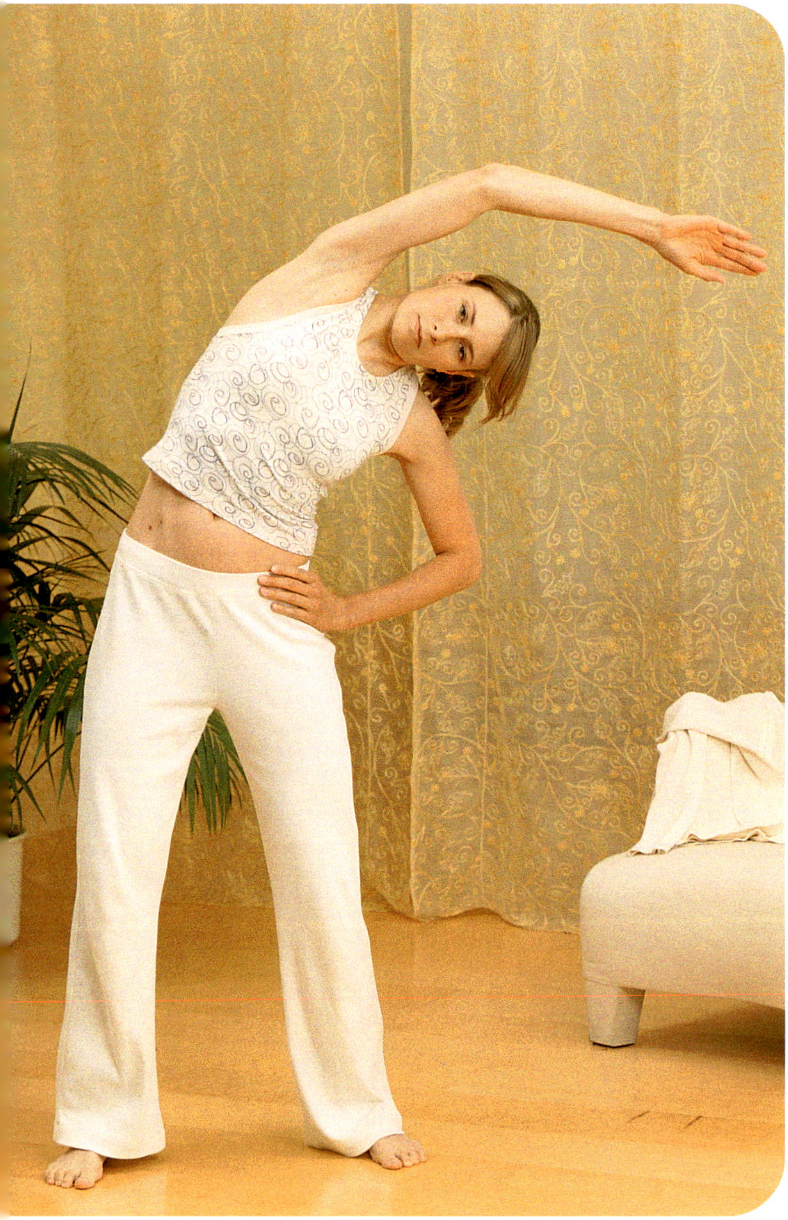

Das Besondere an der Slow-Motion-Fitness sind die sehr langsamen Bewegungsausführungen. Doch trotz der im Zeitlupentempo ausgeführten Übungen handelt es sich um ein dynamisches Training. Das liegt zum einen daran, dass die trainierten Muskelgruppen stets in Bewegung sind, zum anderen kommt es während der Übungsausführungen sowohl zu einer so genannten konzentrischen als auch zu einer exzentrischen Phase. Das hört sich kompliziert an, ist es aber nicht. Beispiel: Wenn Sie ein Gewicht anheben, also einen Widerstand überwinden, spricht man von konzentrischer Phase. Bei der Rückführung des Gewichts in die Ausgangsposition spricht man von exzentrischer Arbeit.

Gut beobachten lässt sich diese Arbeitsweise der Muskulatur am Bizeps. Wenn Sie eine Hantel in

Regelmäßige Dehnübungen halten den Körper geschmeidig und steigern die Leistungsfähigkeit.

die Hand nehmen und den Arm beugen, verkürzt sich die Muskulatur. Eine mehr oder weniger stark ausgeprägte Beule am Oberarm wird sichtbar. Das ist dann die dynamisch-konzentrische Kontraktion. Beim Strecken des Armes wird der kontrahierte Muskel unter Anspannung gedehnt - dabei handelt es sich um die dynamisch-exzentrische Kontraktion.

Langsam - dynamisch - sicher - erfolgreich

Zahlreiche Studien haben gezeigt, dass die dynamische Arbeitsweise sowohl für Anfänger als auch für Fortgeschrittene am besten geeignet ist. Richtig ausgeführt werden sowohl die Gelenke als auch das Herz-Kreislauf-System nur so stark belastet, dass keine Probleme auftreten können. Anders bei statischer Muskelbeanspruchung (konstant gleiche Muskellänge bei erhöhter Muskelspannung). Schon bei geringem Kraftaufwand werden die Gefäße innerhalb des Muskels zusammengepresst. Folge: Der Muskel wird schlechter durchblutet, der Blutdruck steigt über die Maßen an. Außerdem provozieren statische Muskelübungen die ungesunde Pressatmung.

Ein dynamisches Krafttraining - die richtige Dosierung vorausgesetzt - verlangt dem Herzmuskel deutlich weniger ab. Der Herzdruck nimmt ab, das Herzvolumen zu - die beste Voraussetzung für eine gesunde Pumpe. Komplizierte Messungen haben außerdem ergeben, dass es bei einem dynamischen Krafttraining zu den größten Leistungssteigerungen innerhalb kürzester Zeit kommt.

Vorteile eines langsamen dynamischen Krafttrainings

- **Das Herz wird schonend belastet und seine Leistungsfähigkeit kontinuierlich gesteigert.**
- **Während der gesamten Bewegungsausführung kommt es zu einem gezielten Kraftreiz, die Bewegungskoordination verbessert sich und das wirkt sich auch positiv auf den Alltag aus.**
- **Das »Knochenkonto« wird optimal gefüllt, die Gelenke schonend belastet.**
- **Der Stoffwechsel läuft auf Hochtouren, auch noch Stunden nach der Belastung.**

Das optimale Muskeltraining

Muskeln machen nicht nur stark, sondern auch schlank und schön. Sie sind das Make-up unter der Haut und echte Energiefresser. Sie wissen es ja bereits: Jedes Extrakilo Muskeln verbrennt pro Tag satte 100 Kilokalorien mehr. Also nichts wir ran an die Gewichte und die Verbrennungsöfen des Körper anheizen. Die Frage ist nur, wie man das am besten anstellt? Über viele Jahrzehnte hinweg galten folgende Faustregeln: Wer dicke Muckis haben will, muss mit schweren Gewichten arbeiten, wer seinen Body lieber shapen möchte, macht viele Wiederholungen mit geringen Gewichten. Drei- bis vier Trainingseinheiten in der Woche sollten es schon sein, um sicht- und spürbare Erfolge zu erzielen. Aber Achtung: Diese Regeln sind zwar nicht außer Kraft gesetzt, doch es geht sehr viel einfacher und effektiver, wie Studien an der Deutschen Sporthochschule in Köln gezeigt haben.

Schon einmal pro Woche reicht

Die gute Nachricht für alle Ungeübten: Schon eine Trainingseinheit pro Woche reicht aus, um die Muskeln zu kräftigen und ihren altersbedingten Abbau - der schon ab 20 beginnt - entgegenzuwirken. Denn für einen optimalen Trainingserfolg, das beweisen die aktuellen wissenschaftlichen Studien, brauchen die Muskeln mindestens 48 Stunden, um sich zu erholen. Noch besser ist es, zweimal pro Woche zu trainieren. Doch keine Angst, der Zeitaufwand hält sich in Grenzen. 20 Minuten reichen für ein perfektes und gezieltes Workout völlig aus.

15-mal nonstop

Der Grund für die enorme Zeitersparnis: Jede Übung wird 15-mal einfach hintereinander wiederholt. Die Belastungszeit pro Übung beträgt insgesamt 90 Sekunden. Mehrfachwiederholungen bringen keinen zusätzlichen Kraftzuwachs, dauern aber länger.

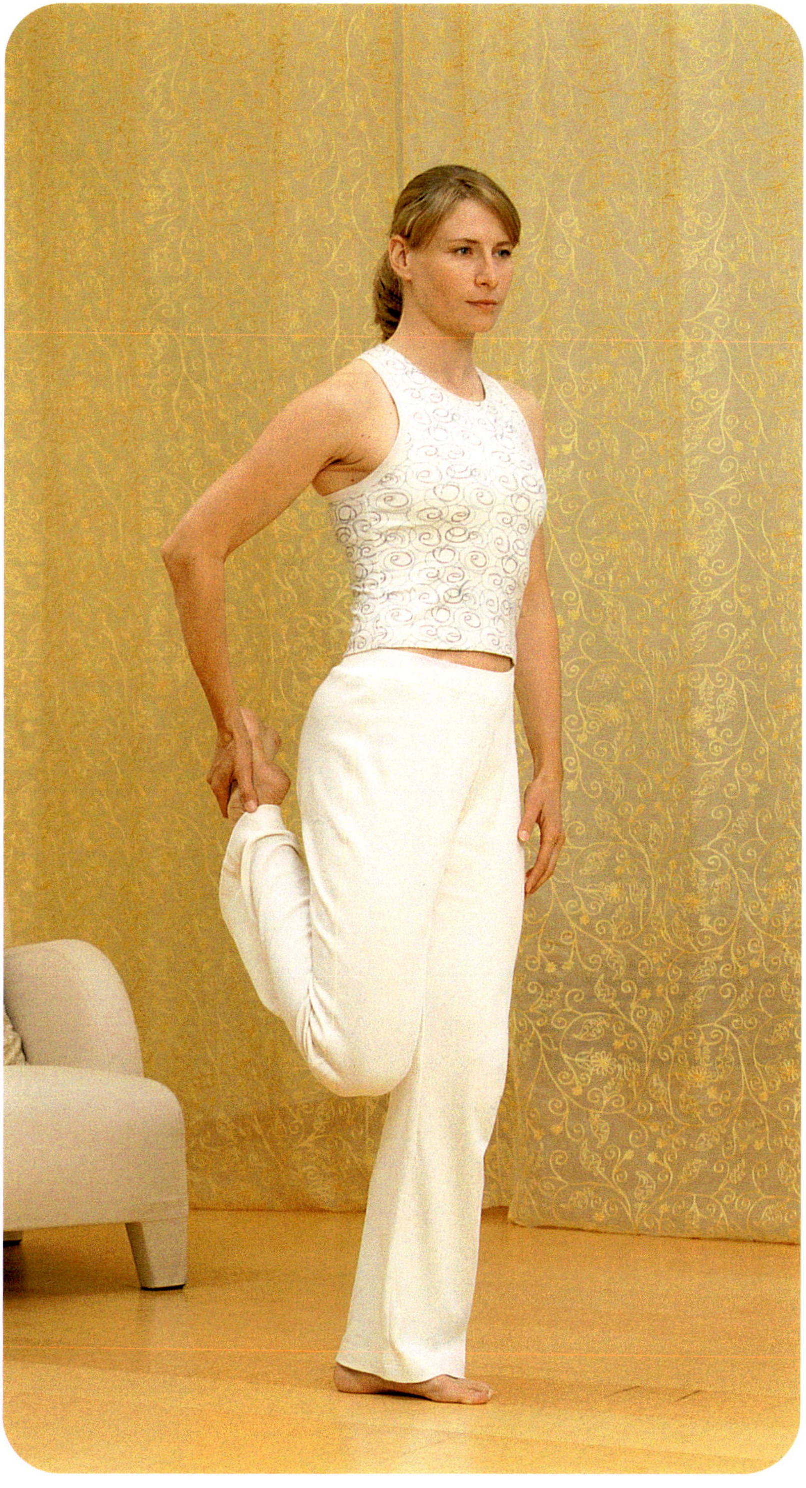

Der geniale Aufbau des menschlichen Körpers macht es möglich: Jeder kann stillgelegte Muskeln wieder reaktivieren. Egal in welchem Alter.

Regelmäßiges Dehnen gehört einfach dazu.

Besser in allen Bereichen

Ob Tennis, Golf, Joggen oder Schwimmen – regelmäßige Slow-Motion-Fitness macht Sie auch in Ihrem Lieblingssport zu einem Crack.

Wenn Sie zu dem wachsenden Heer der Golfspieler gehören, dann ist es nur allzu verständlich, dass Sie am liebsten den Schläger schwingen. Anderen Sportlern geht es genauso: Tennisspieler greifen am liebsten zum Racket, Jogger laufen gerne ihre Runden durch den Wald oder den Park. Doch die einseitige Ausrichtung auf nur eine einzige sportliche Aktivität birgt auch seine Risiken. Golf- und Tennisspieler leiden häufig unter Rückenschmerzen, Jogger plagen sich mit Knieproblemen. Einer der Gründe für die mannigfaltigen Probleme ist das, was Experten als muskuläre Dysbalance bezeichnen. Die bei der jeweiligen Sportart am meisten beanspruchten Muskeln werden immer stärker, die anderen verkümmern. Das nimmt der Körper auf die Dauer krumm: Statik und Körperhaltung verändern sich. Die Folge sind Kreuzschmerzen, Knie- oder Ellenbogenprobleme. Das muss natürlich nicht sein. Investieren Sie zweimal die Woche 20 Minuten in die Slow-Motion-Fitness. Ihr Körper wird es Ihnen danken.

Bessere Leistung – so ganz nebenbei

Mithilfe des Zeitlupentrainings beugen Sie aber nicht nur muskulären Dysbalancen vor, Sie werden auch so ganz nebenbei in Ihrer Lieblinssportart viel besser. Wie das kommt, ist ganz einfach zu erklären: Das Mehr an Muskelkraft führt zu einer Veränderung des Körperbewusstseins. Beispiel Joggen: Beim Laufen verbessern sich Fußabdruck, Schrittlänge und Beinhub. Es gelingt Ihnen schon nach kurzer Zeit, eine bessere Leistung mit weniger Kraftaufwand zu erzielen. Beispiel Tennis: Bei Tennisspielern verbessern sich Aufschlag und Return. Die konditionelle Grundfertigkeit Kraft führt außerdem dazu, dass Sie Ihre Leistungsfähigkeit über einen längeren Zeitraum beibehalten können. Beispiel Golf: Das Spiel ist sehr komplex, rund 240 Muskeln müssen allein während des wenige Augenblicke dauernden Golfschlags aufeinander abgestimmt werden. Das Problem dabei: Viele Golfer trainieren ihre Schlagtechnik

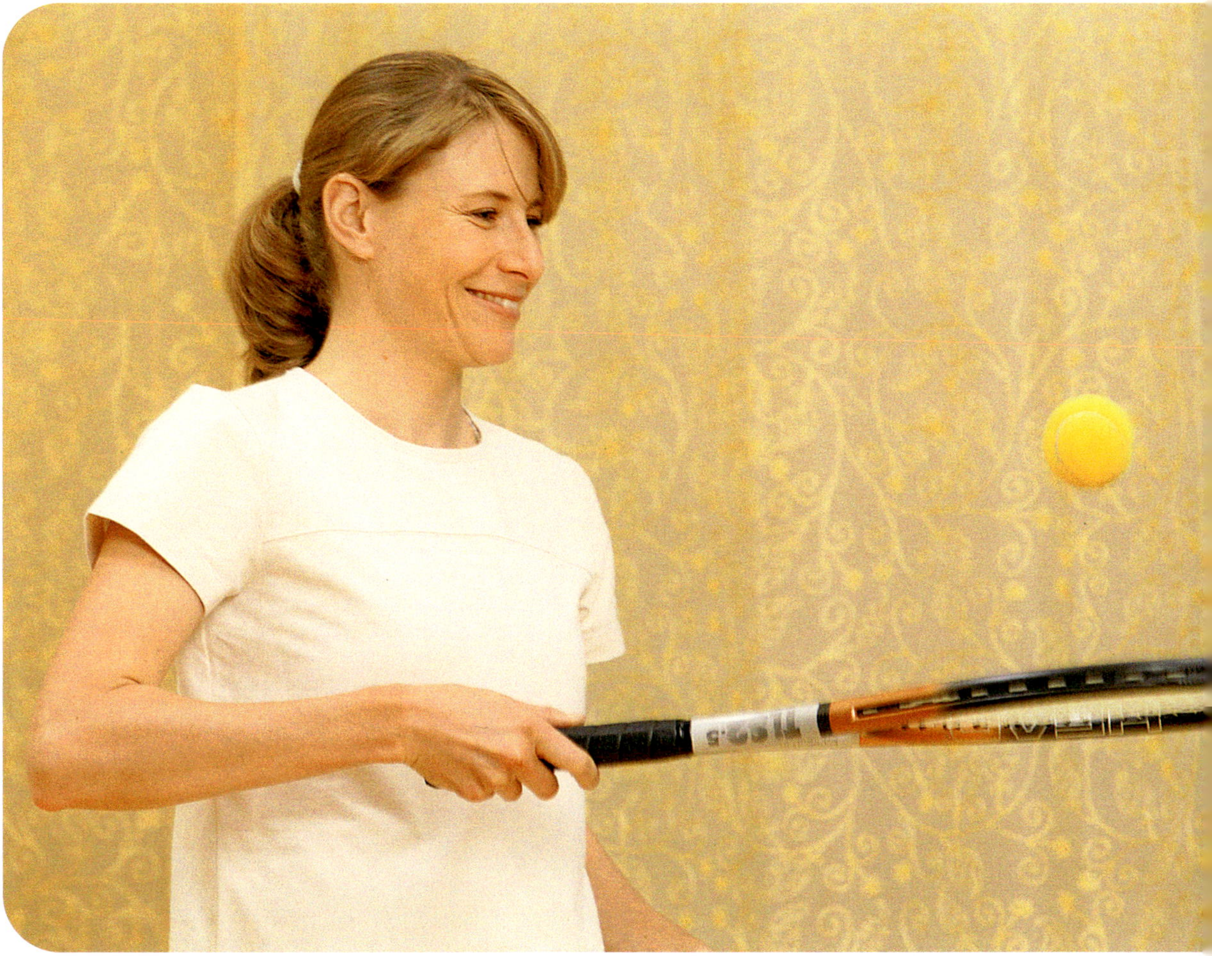

und ihren Schwung, vernachlässigen aber ihren Körper. Die Slow-Motion-Fitness ermöglicht es Ihnen, die Muskeln besser zu koordinieren und gezielter einzusetzen.

Die Liste der Sportarten, die von den langsamen Kraftübungen profitieren, kann beliebig fortgesetzt werden. Ganz wichtig sind aber auch regelmäßige Dehnübungen. Stretching galt lange Zeit als das Nonplusultra bei jeder Sportart. Doch neue Untersuchungen zeigen, dass man es mit den Dehnübungen nicht übertreiben muss. Stretching der wichtigsten Muskelgruppen nach dem Aufwärmen und vor dem eigentlichen Training reicht völlig aus. Ein Dehnen nach dem Training ist nicht unbedingt nötig. Die Regenerationszeit wird dadurch nicht verkürzt, beweisen aktuelle Studien aus Australien.

Der perfekte Aufschlag, der optimale Return. Das klappt nur, wenn die Muskelkraft ausreicht und der Körper sich in Balance befindet.

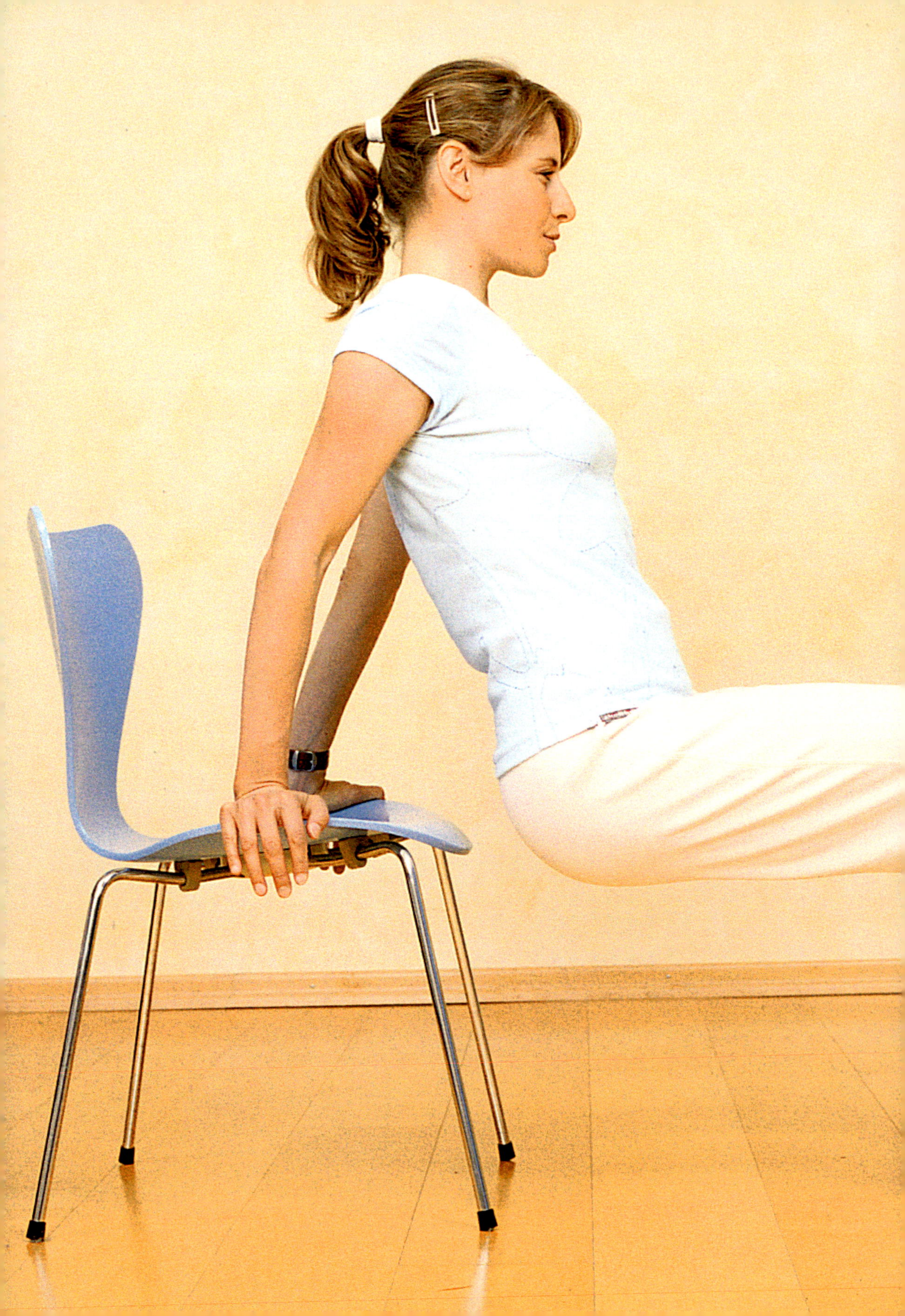

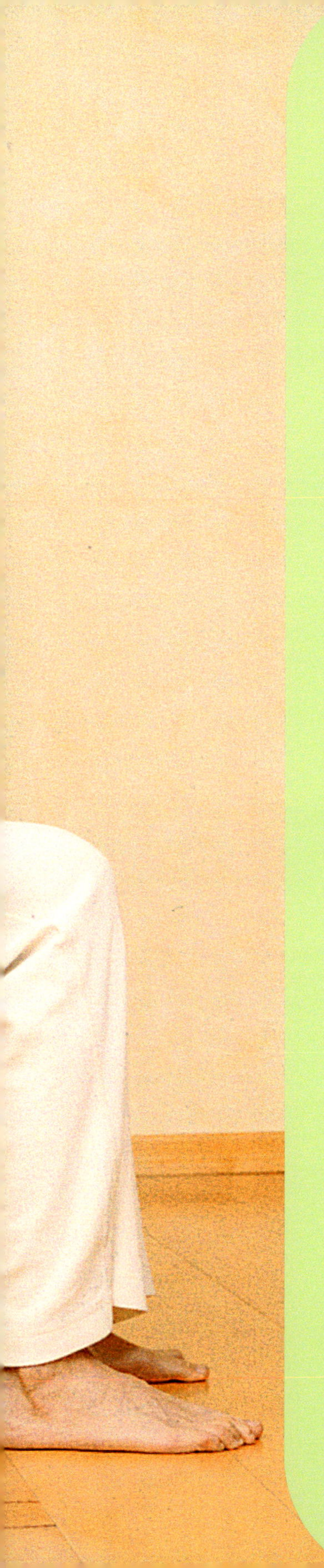

Home-*Fitness*

Slow-Motion-Fitness in den eigenen vier Wänden

Für viele ist das Training in den eigenen vier Wänden oder gar im Büro die optimale Lösung. Man ist zeitlich unabhängig, wird nicht beobachtet, die Klamotten sind also egal. Glücklicherweise ist das Slow-Motion-Training für die Home-Fitness perfekt geeignet. Die Übungen sind leicht nachzuvollziehen. Weiterer großer Vorteil: Keine andere Sportart ist bei so geringem Zeitaufwand so effektiv. Denn das Programm dauert ja nur 20 Minuten. Doch genau diese Zeit sollten Sie sich zweimal die Woche auch nehmen und sich dabei nicht stören lassen. Trainieren Sie also am besten zu einem Zeitpunkt, wo Telefon und Handy nicht klingeln.
Mein Tipp: Schalten Sie den Anrufbeantworter an. Erklären Sie den Familienmitgliedern, dass die nächste halbe Stunde Ihnen gehört und Sie nicht gestört werden möchten. Achten Sie außerdem darauf, dass keine wichtigen Termine anliegen. Suchen Sie sich einen Raum aus, der Ihnen gefällt, wo Sie sich zurückziehen können und ausreichend Platz für die Übungen haben.

Wenn Sie vorher unter Stress oder Zeitdruck gestanden haben, dann schalten Sie erst einmal ab, statt gleich das Programm zu starten. Beruhigen Sie Ihren Atem, lehnen Sie sich zurück. Hilfreich kann beruhigende Musik sein. Ziehen Sie sich legere Kleidung an. Ideal sind Jogginghose, Baumwollshirt und ein paar Socken. Wer im Büro trainiert, sollte immer ein Shirt zum Wechseln dabei haben und dafür sorgen, dass er für 20 Minuten ungestört ist.

Die häufigsten Fehlerquellen

Damit das Programm zu Hause oder im Büro auch zum Erfolg wird, sollten Sie folgende Tipps unbedingt beherzigen:

> Trainieren Sie regelmäßig! Wer immer mal wieder aussetzt und dann beim nächsten Training das Programm aufholen will und statt 20 dann 40 Minuten trainiert, hat keinen Erfolg. Das sporadische

Fitness-Strohfeuer birgt eine hohe Verletzungsgefahr, die vielen positiven Wirkungen bleiben aus.

> Trainieren Sie abwechslungsreich. In den ersten sechs Wochen sollten Sie sich auf die Übungen 1 bis 6 konzentrieren, um sich ein gutes Muskelkorsett zuzulegen. Wenn Sie dann ein entsprechendes Fitness-Niveau aufweisen, können Sie die zwölf Übungen variieren. So vermeiden Sie Monotonie und gehen sicher, den ganzen Körper optimal zu modellieren.

> Bloß kein Kaltstart! Ich habe es bereits erwähnt: Aufwärmen ist sehr wichtig. Fünf Minuten reichen aus, um den Körper auf Betriebstemperatur zu bringen.

> Cool-down. Nach dem Programm sollten Sie sich und Ihrem Organismus noch ein paar Minuten Zeit geben, um wieder runterzuschalten.

> Bei allen gleich folgenden Übungen werden auch die Muskelgruppen genannt, die trainiert werden. Sie können dann selbst schauen, welche Muskelgruppe Sie gerne mehr definieren möchten.

> Kontrolle ist gut. Absolvieren Sie ruhig alle drei Monate den Fitness-Test aus diesem Buch (siehe dazu Seite 16 ff.). Sie werden staunen, wie schnell sich Verbesserungen einstellen.

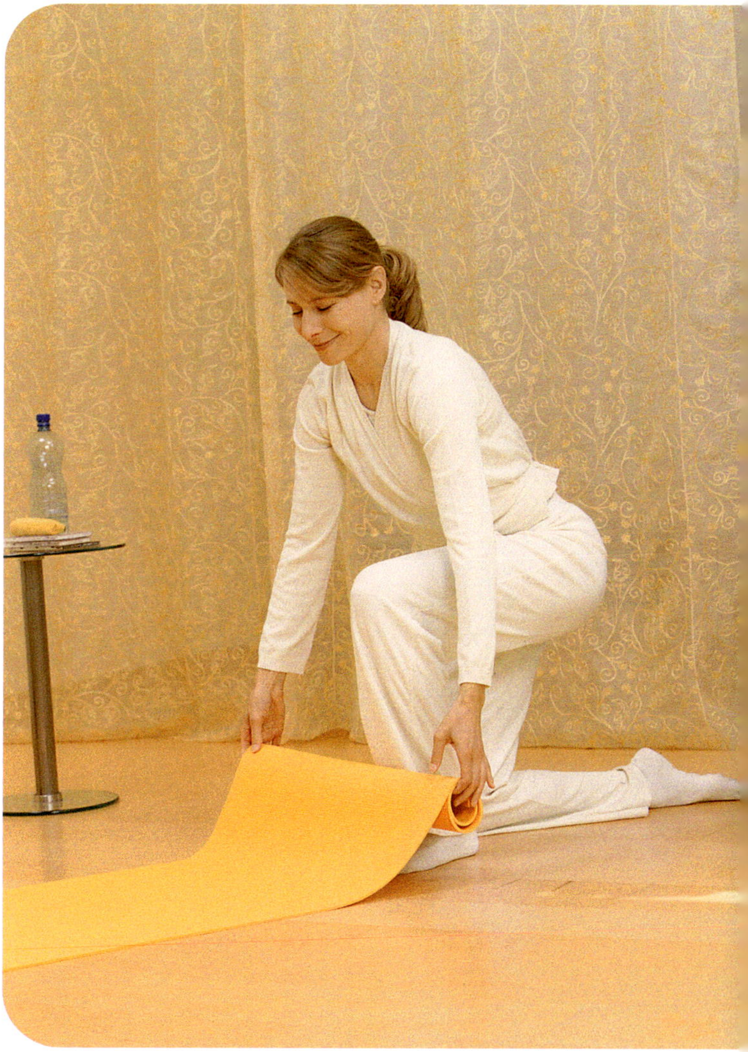

Gut geplant ist halb trainiert. Suchen Sie sich eine Ruheinsel, geben Sie Störenfrieden keine Chance, schalten Sie das Handy aus, den Anrufbeantworter an.

Die richtige Ausrüstung

Training in den eigenen vier Wänden - für viele perfekt. Man ist zeitlich unabhängig und die Klamottenfrage spielt keine Rolle.

Keine Sorge, die Liste der Ausrüstungsgegenstände ist überschaubar, die Kosten gering. Hier ein Überblick, was Sie für ein optimales Training in den eigenen vier Wänden benötigen:

> Eine Fitness-Matte. Hier gibt es unterschiedliche Modelle. Sie sollten darauf achten, dass die Matte groß genug ist (mindestens 1,80 Meter lang und 60 bis 80 Zentimeter breit). Die meisten Matten sind etwa einen Zentimeter dick. Sie sind weich genug, um sich bequem hinzulegen, und fest genug, um sicher darauf stehen zu können. Ist die Matte zu weich, kann es schnell zu Gleichgewichtsproblemen kommen. Im Sportfachhandel gibt es eine große Auswahl an Fitness-Matten. Sie kosten nur ein paar Euro.

> Handtuch. Es dient nicht nur dazu, sich den Schweiß abzuwischen, sondern auch, um beispielsweise die Knie bei den Liegestützen noch besser zu schützen.

> Einen Stuhl oder einen Hocker.

> Ein Hantelset. Auch hier gibt es im Sportfachhandel eine Riesenauswahl. Ideal sind Kurzhanteln mit austauschbaren Gewichten. Sie kosten rund 20 Euro.

> Eine Uhr mit Sekundenzeiger, eine Eieruhr oder, ganz ideal, ein Metronom, um die langsamen Bewegungen (drei Sekunden pro Bewegungsamplitude) zu kontrollieren. Wenn Sie regelmäßig trainieren, gehen die Zeitlupenbewegungen schnell ins Blut über, so dass Sie dann keine Uhr mehr benötigen.

> Nicht unbedingt nötig, aber hilfreich ist ein Trainingstagebuch. Hier können Sie eintragen, welche Übungen Sie gemacht haben, was Ihnen besonders schwer gefallen ist, was leicht fiel und wie Sie sich überhaupt gefühlt haben. Vielleicht finden Sie so heraus, zu welcher Tageszeit Sie am besten trainieren können. Bei den meisten Menschen tickt der sportliche Biorhythmus in den Abendstunden am besten.

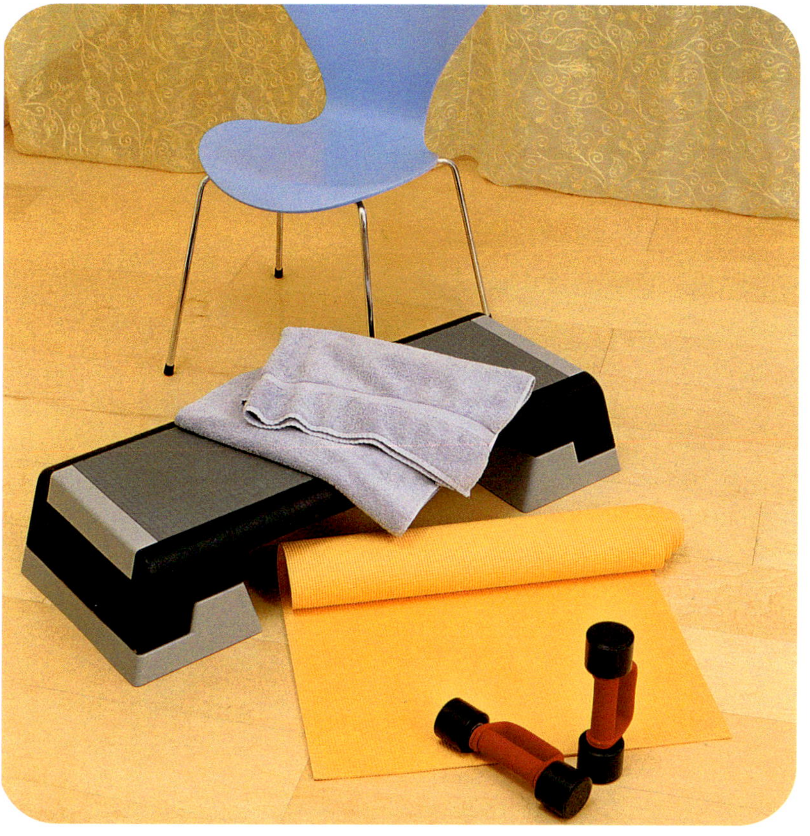

Die wichtigsten Utensilien für die Home-Fitness: Matte, Handtuch, Hanteln, Stuhl und eine Treppenstufe oder ein Stepper.

> Denken Sie an Mineralwasser oder Apfelsaftschorle. Obwohl nicht sonderlich schweißtreibend, können Sie damit die Energiespeicher schnell wieder füllen.

Ein paar Extratipps

Wer zu Hause oder im Büro trainiert, hat niemandem, der ihn dabei beobachtet. Deshalb sollten Sie diese Tipps unbedingt beherzigen:

> Training soll dem Körper nutzen und nicht schaden. Und obwohl es sich bei der Slow-Motion-Fitness um ein sanftes Training handelt, versteht es sich von selbst, dass Sie bei einer Erkältung oder einem grippalen Effekt eine Pause einlegen.

> Genauso wichtig: Treten bei den Übungen Schmerzen auf, sollten Sie die Übung einstellen. Woran liegt es: Machen Sie die Übung richtig? Vielleicht kontrollieren Sie Ihre Körperhaltung noch einmal vor dem Spiegel. Nehmen Sie zu hohe Gewichte? Dann reduzieren Sie die Belastung. Liegt es an gesundheitlichen Problemen? Lassen Sie sich von einem Arzt durchchecken.

Das 12-Punkte-Slow-Motion-Programm für zu Hause

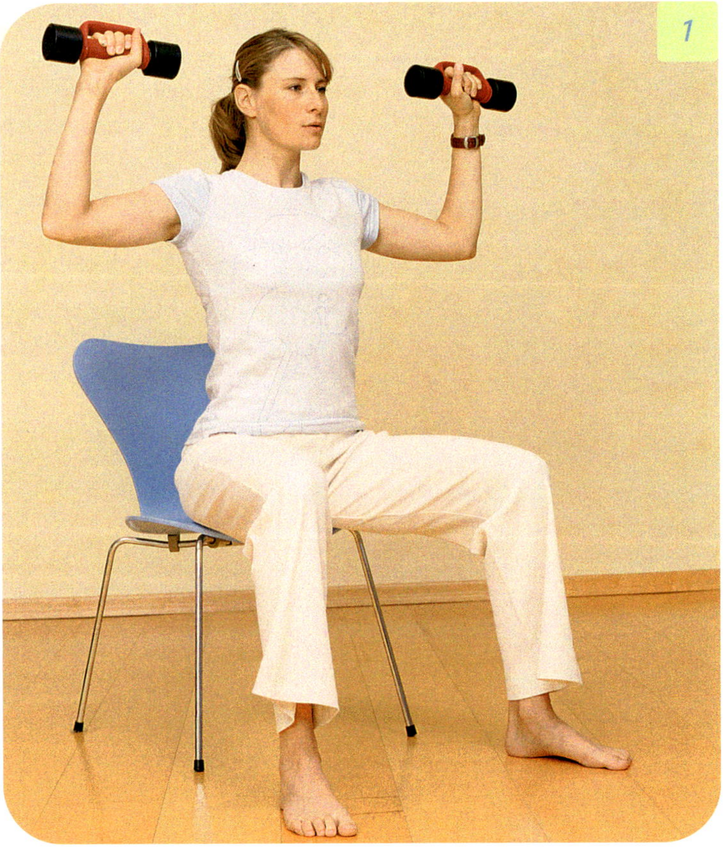

1

Nackendrücken mit der Kurzhantel

Trainierte Muskeln

Deltamuskeln (M. deltoideus), oberer Teil der Brustmuskeln (M. pectoralis major), hintere Oberarmmuskeln (M. triceps brachii)

1 Ausgangsposition

> Setzen Sie sich breitbeinig auf einen Hocker oder einen Stuhl (ohne sich anzulehnen) und nehmen Sie die Hanteln in die Hände. Die Handflächen zeigen dabei nach vorne. Machen Sie Ihren Oberkörper gerade und winkeln Sie die Arme in Schulterhöhe rechtwinklig an. Der Blick geht nach vorne.

Achtung

> Bei dieser Übung kann es leicht passieren, dass die Schultern nach oben gezogen werden. Versuchen Sie, das zu verhindern, und halten Sie die Schultern in einer stabilen Position.

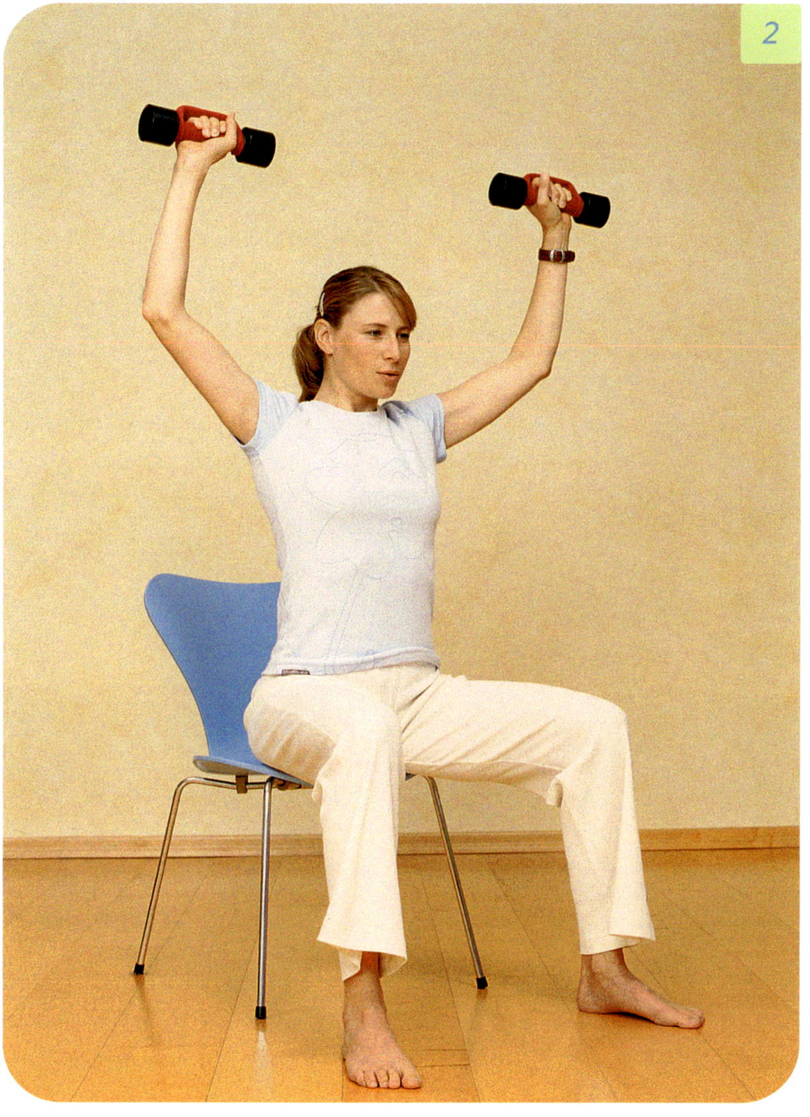
2

2 Übungsausführung

> Drücken Sie die Hanteln in einer gleichmäßigen, langsamen Bewegung nach oben, bis zur fast vollständigen Streckung der Arme. In dieser Position kurz verharren und dann die Hände langsam wieder bis zum rechten Winkel absenken. Diese Bewegung wiederholen Sie jetzt 90 Sekunden lang. Hebe- und Senkvorgang dauern etwa drei Sekunden. Vorsicht: Wenn es anstrengend wird, kann es schnell passieren, dass man ins Hohlkreuz fällt. Das können Sie vermeiden, indem Sie die Bauchmuskeln anspannen.

Variation

Während des Hebevorgangs können Sie die Hände leicht nach innen drehen, so dass die Handrücken nach außen zeigen.

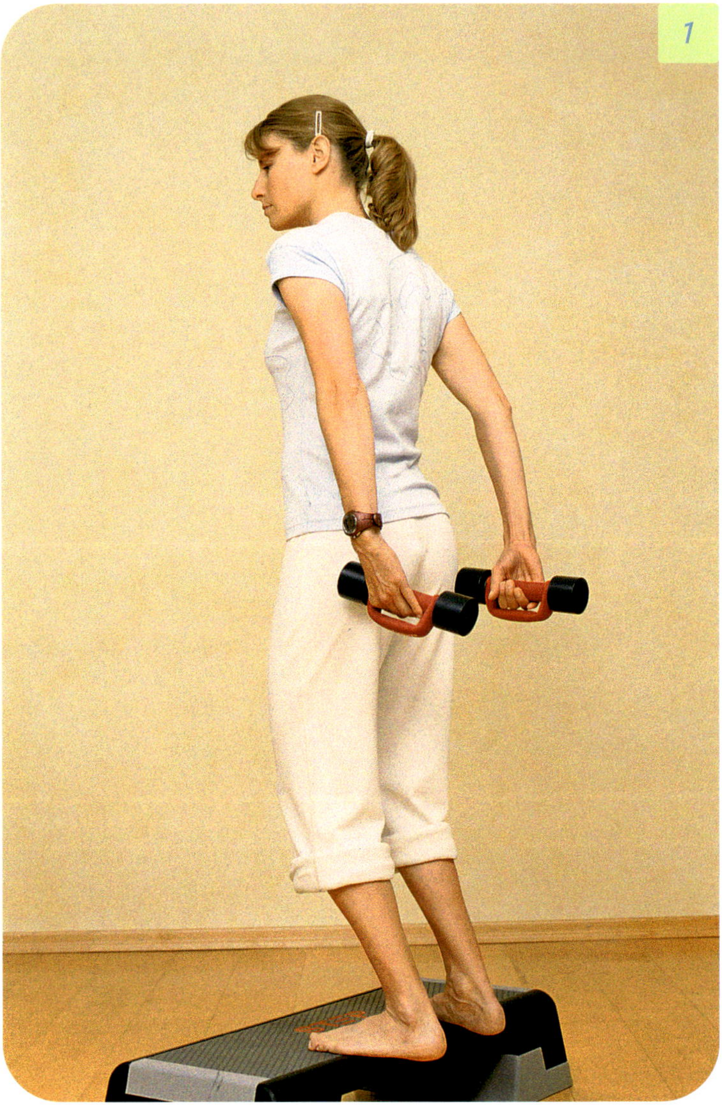

Wadenheben

Trainierte Muskeln

Wadenmuskeln und Schollenmuskel (M. soleus)

1 Ausgangsposition

> Stellen Sie sich hüftbreit mit den Fußballen auf eine Stufe oder ein zusammengefaltetes großes Handtuch. Die Füße zeigen ganz leicht nach vorne außen, die Beine sind minimal gebeugt, der Oberkörper ist aufrecht. Wer unsicher ist, kann sich festhalten, um das Gleichgewicht zu halten.

2 Übungsausführung

> Aus dieser Position heraus drücken Sie den Fußballen ganz langsam (ohne Schwung) so weit nach oben, wie Ihnen das möglich ist. Dabei strecken Sie auch die Beine. Kurz halten und dann langsam wieder absenken. Tipp: Spannen Sie während der Übung auch die Bauch- und Gesäßmuskeln an, um besser das Gleichgewicht halten zu können. Diese Bewegung wiederholen Sie jetzt 90 Sekunden lang. Hebe- und Senkvorgang dauern etwa drei Sekunden. Als blutiger Anfänger kann es sein, dass Sie aus dem Gleichgewicht kommen. Tipp: Trainieren Sie erst einmal ohne Hanteln und in der Nähe einer Wand, um sich bei Bedarf abstützen zu können.

Achtung

> Diese Übung erfordert viel Konzentration und ein wenig Training. Wenn Sie sie auf einer stabilen Stufe durchführen, können die Fußballen beim Absenken auch unter die Ausgangsposition geführt werden.

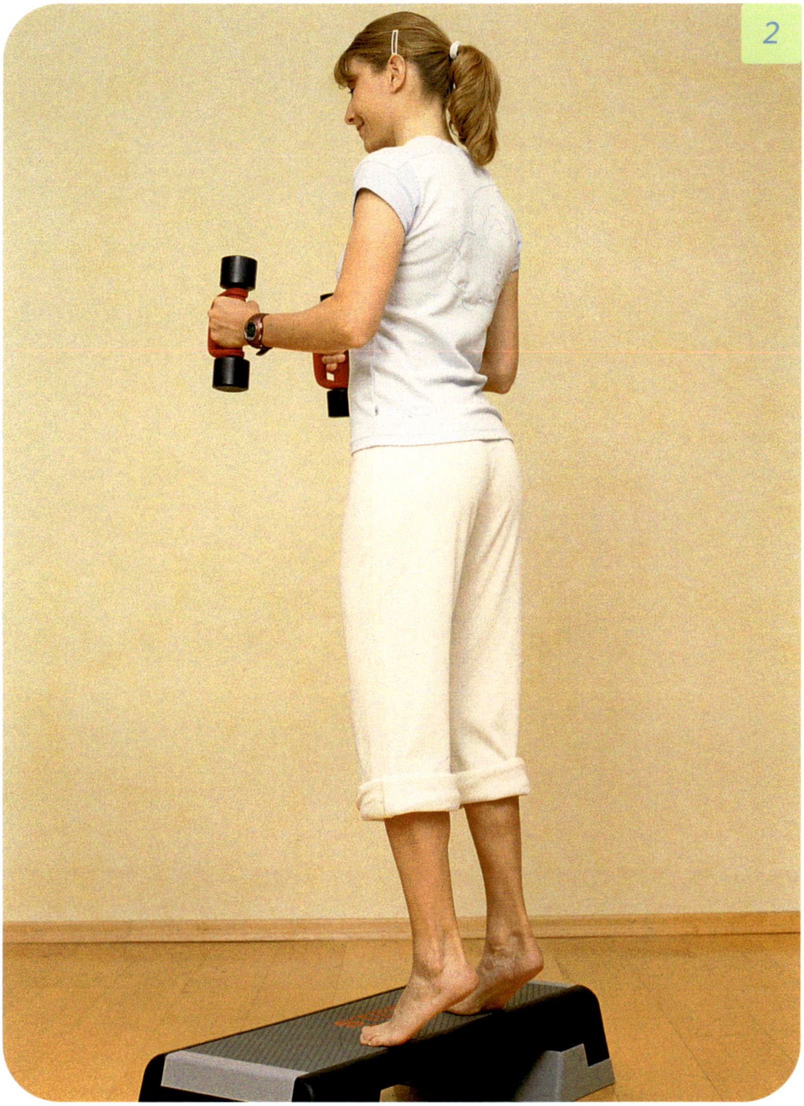

2

Variation

Trainierte können diese Übung auch mit einer Hantel durchführen. Diese werden stabil in Schulterhöhe gehalten. Wichtig: Wenn Sie mit den Hanteln arbeiten, sollten Sie die Schultermuskeln bewusst anspannen.

Da die Wadenmuskeln oft vernachlässigt werden, kann es passieren, dass sie verkrampfen. Deshalb sollten Sie die Muskeln nach der Übung regelmäßig dehnen. Bei Schmerzen die Übung sofort abbrechen und die Waden massieren.

Man kann die Übung barfuß, mit Socken, aber natürlich auch mit Schuhen durchführen. Tipp: Barfußtraining ist besonders gut, weil die Koordination dann besonders trainiert wird. Probieren Sie einfach aus, was Ihnen am besten gefällt.

Crunches – Training der geraden Bauchmuskeln

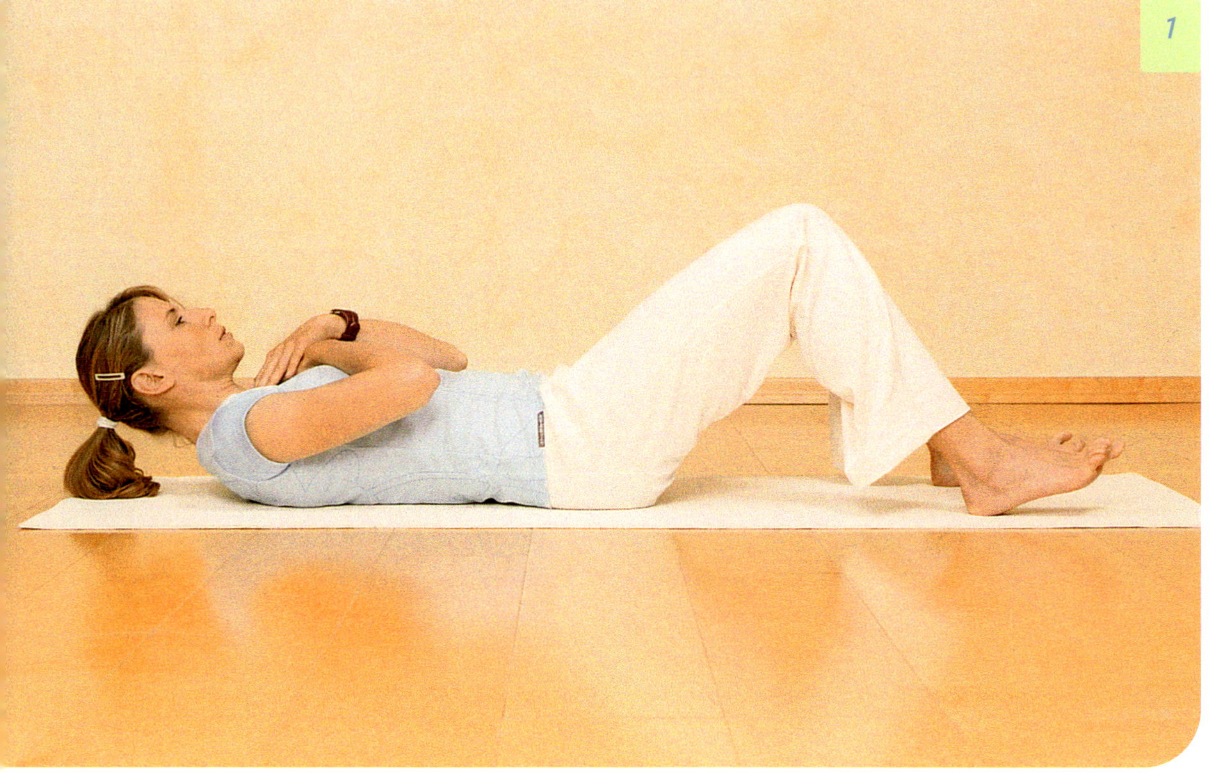

Trainierte Muskeln

Gerade, schräge und äußere Bauchmuskeln (Abdominalmuskulatur)

Achtung

> Bei dieser Übung passiert es leicht, dass der Kopf so sehr eingerollt wird, dass ein Doppelkinn entsteht. Das sollten Sie vermeiden!

1 Ausgangsposition

> Legen Sie sich auf den Rücken und winkeln Sie die Beine im 90-Grad-Winkel an. Legen Sie Ihre Arme gekreuzt auf der Brust ab. Dann heben Sie die Fußspitzen an und drücken die Fersen so in den Boden, als ob Sie etwas wegschieben wollten. Die Muskeln des gesamten Körpers sind ganz leicht angespannt, die Atmung ist normal.

3

2

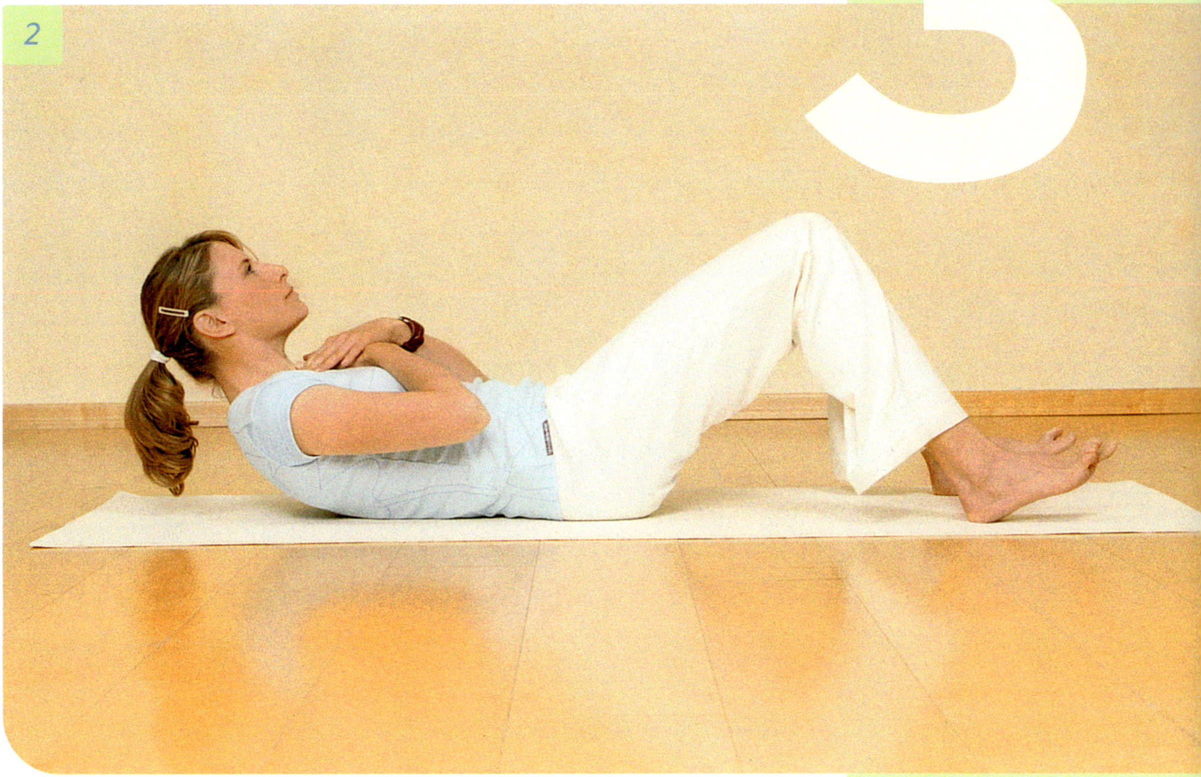

2 Übungsausführung

> Heben Sie erst den Kopf und die Schultern leicht vom Boden ab. Die Bauchmuskeln fangen jetzt schon an, etwas zu spannen. Das ist die Grundposition! Dann rollen Sie den Oberkörper ohne Schwung so weit auf, bis die Schulterblätter den Kontakt zum Boden verlieren. Kopf und Oberkörper bilden eine gerade Linie. Kurz ausharren, wieder bis zur Grundposition. Diese Bewegung wiederholen Sie jetzt ganz langsam (drei Sekunden ein- und drei Sekunden abrollen) insgesamt 90 Sekunden lang. Ganz wichtig: Atmen Sie ruhig und langsam weiter. Das ist bei dieser Übung nicht immer ganz einfach. Tipp: Beim Heben des Oberkörpers sollten Sie einatmen, beim Absenken wieder ausatmen. Wenn Sie pressen müssen, sollten Sie die Übung lieber abbrechen.

Variation

Fortgeschrittene falten die Hände hinter den Kopf, legen ihn dort ab und führen dann die Übung durch. Cracks legen die Arme gestreckt über dem Kopf ab und führen dann die Übung durch.

Beckenheben

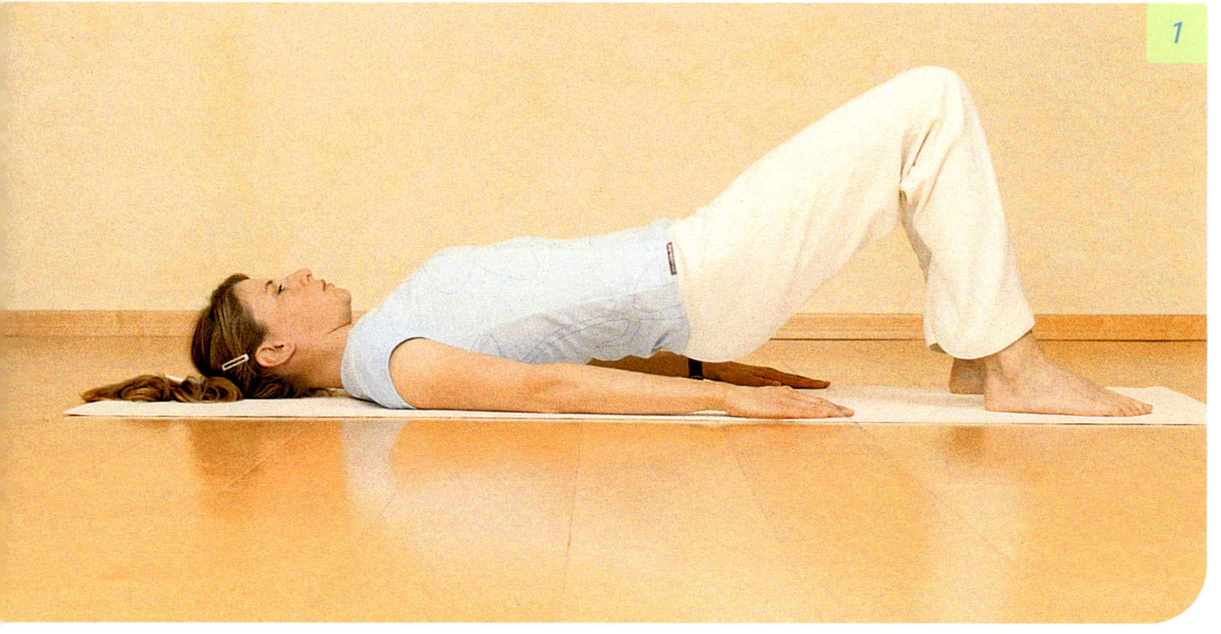
1

Trainierte Muskeln

Großer und mittlerer Gesäßmuskel (M. gluteus maximus und medius), hintere Oberschenkelmuskulatur (M. biceps femoris), unterer Anteil der Bauchmuskulatur (Abdominalmuskulatur)

1 Ausgangsposition

> Legen Sie sich auf den Rücken und winkeln Sie die Beine im 90-Grad-Winkel an. Die Füße sind ganz aufgestellt und werden aktiv in den Boden gedrückt. Die Arme liegen nach vorne ausgestreckt neben dem Körper und dienen der Stabilisierung (Hände können in den Boden gedrückt werden).

Tipp

> Bei dieser Übung ist eine Ganzkörperspannung sehr wichtig. Es kann passieren, dass die Atmung leicht erschwert wird, trotzdem sollten Sie ruhig und gleichmäßig weiteratmen.

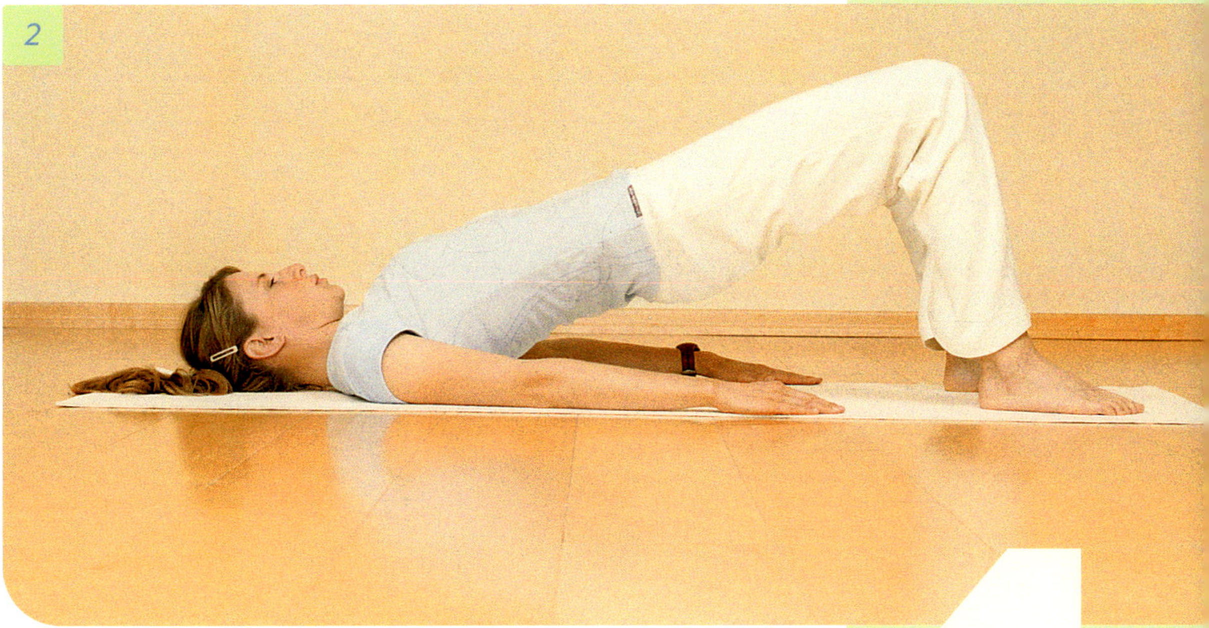

2 Übungsausführung

> Aus dieser Position heraus heben Sie nun das Becken vom Boden ab, bis der Körper eine gerade Linie bildet. Kurz halten und dann langsam wieder absenken, ohne dass das Gesäß den Boden wieder berührt. Diese Bewegung wiederholen Sie jetzt 90 Sekunden lang. Hebe- und Senkvorgang dauern etwa drei Sekunden.

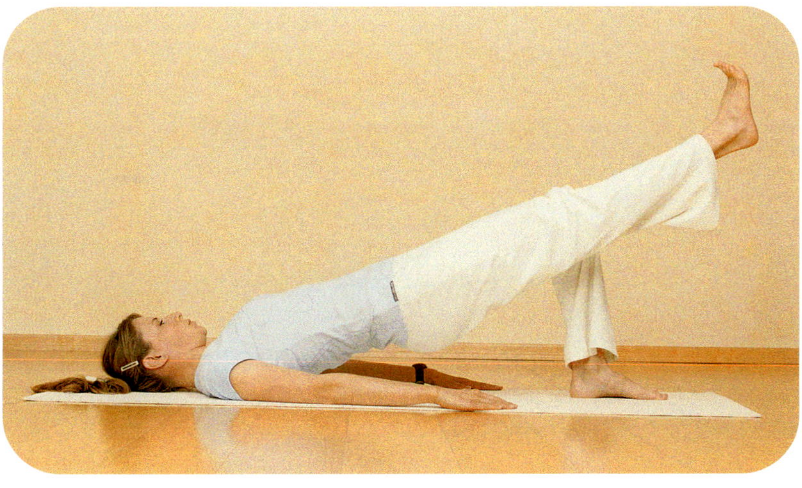

Variation

Fortgeschrittene können beim Anheben gleichzeitig noch ein Bein nach vorne oben wegstrecken, beim Senken des Beckens den Fuß wieder aufstellen und beim nächsten Heben das andere Bein zur Streckung bringen.

Liegestütze

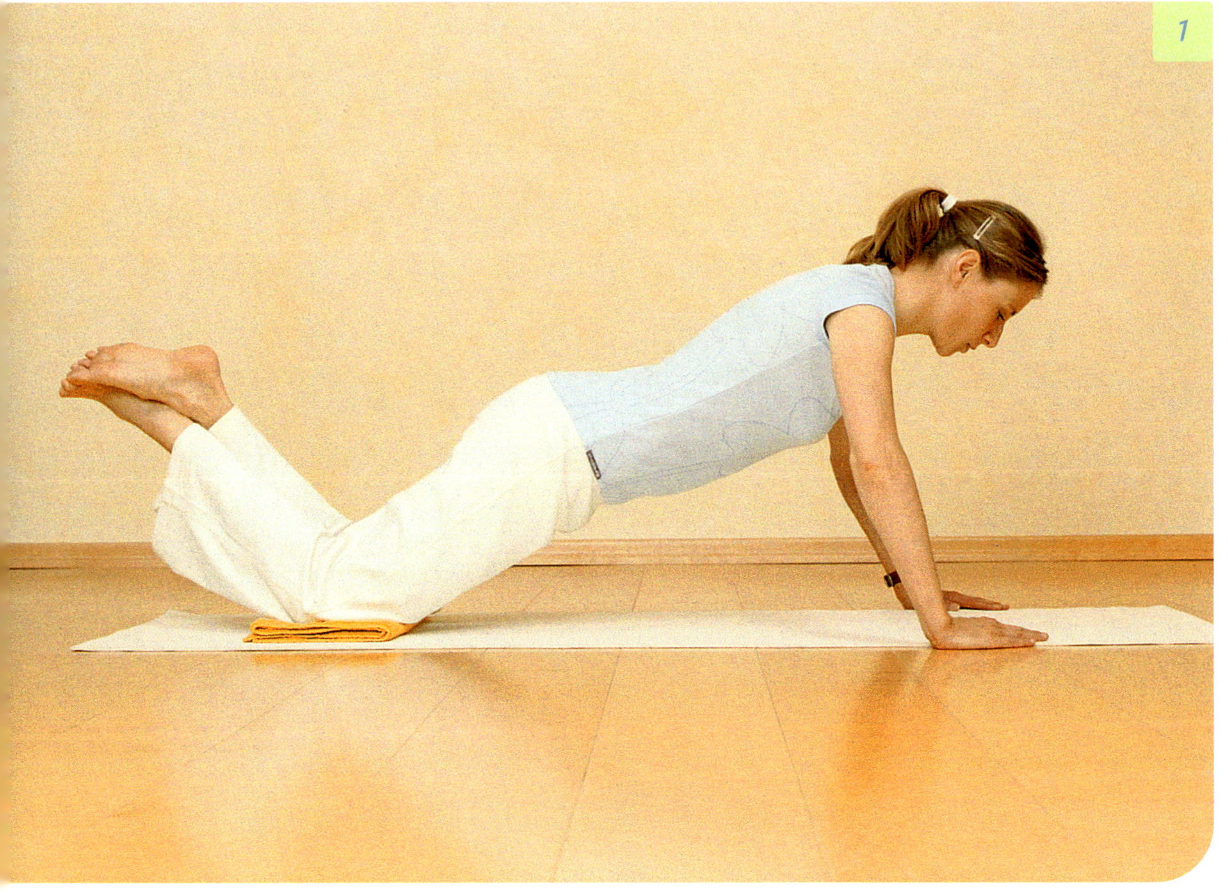

Trainierte Muskeln

Großer Brustmuskel (M. pectoralis major), Deltamuskel (M. deltoideus), hintere Armmuskulatur (M. triceps brachii)

Achtung

> Halten Sie immer eine gerade Linie, machen Sie kein Hohlkreuz und versuchen Sie ruhig weiterzuatmen (nicht pressen).

1 Ausgangsposition

> Begeben Sie sich in die Liegestützposition, die Knie sind aufgestellt, der Oberkörper weit nach vorne gebracht. Platzieren Sie die Hände etwas mehr als schulterbreit und ganz leicht nach innen geneigt parallel neben den Körper. Kopf und Oberkörper bilden eine gerade Linie, die Arme sind ganz leicht gebeugt, die Füße vom Boden abgehoben.

2 Übungsausführung

> Aus dieser Position heraus beugen Sie die Arme und senken den Oberkörper langsam so weit ab, bis die Nasenspitze nur noch fünf Zentimeter vom Boden entfernt ist. Dann den Oberkörper wieder heben, bis die Arme fast ganz gestreckt sind. Diese Bewegung wiederholen Sie jetzt 90 Sekunden lang. Hebe- und Senkvorgang dauern jeweils etwa drei Sekunden.

Variation

Je weiter Sie den Oberkörper nach vorne bringen, desto anstrengender wird die Übung. Je breiter Sie die Hände aufsetzen, desto mehr wird die Brustmuskulatur trainiert. Fortgeschrittene können auch die klassischen Liegestütze absolvieren. Also ohne aufgestellte Knie mit ganz gestrecktem Körper. Aber auch hier das Atmen nicht vergessen.

2

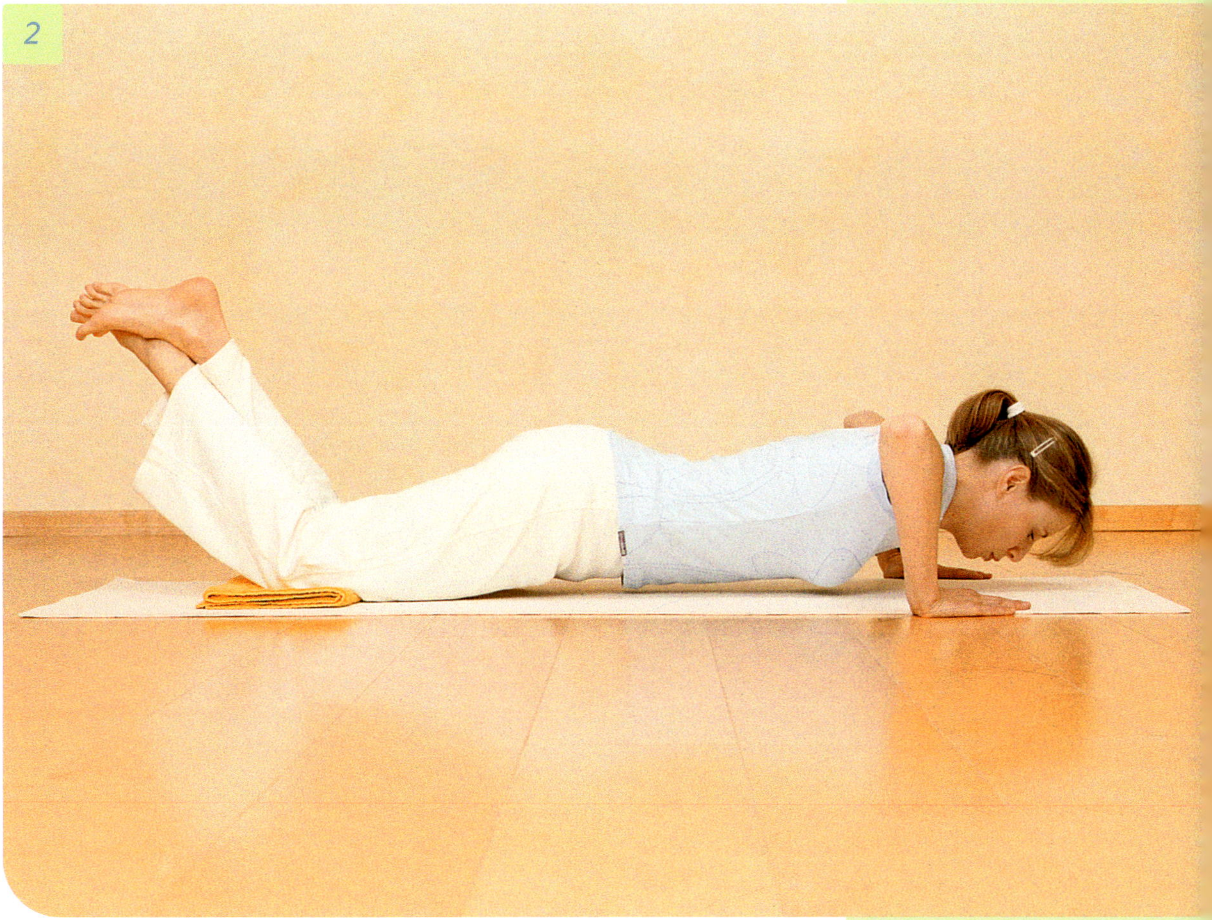

Rudern mit vorgeneigtem Oberkörper

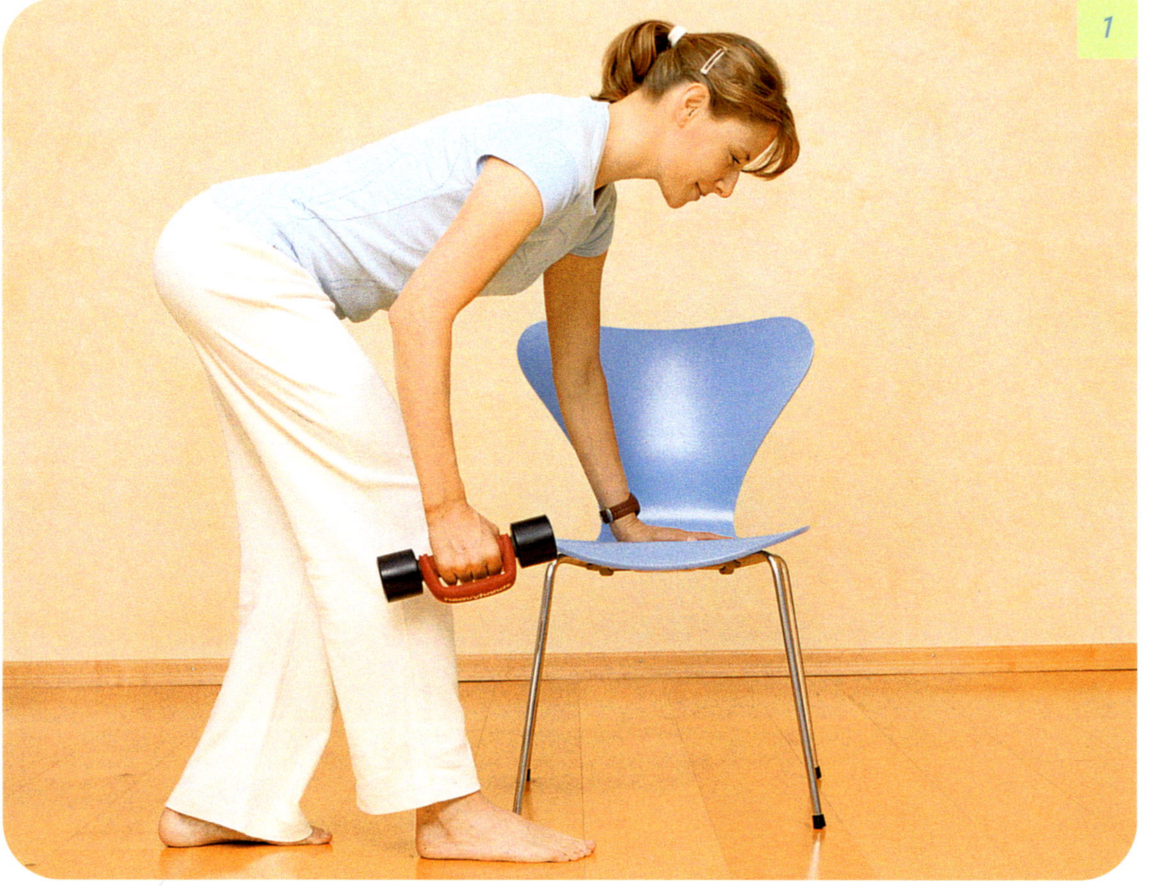

1

Trainierte Muskeln

Breiter Rückenmuskel (M. latissimus), großer Rautenmuskel (M. rhomboideus), Kapuzenmuskeln (M. trapezius) und hinterer Anteil des Bizeps

Achtung

> Wenn Sie ein zu hohes Gewicht wählen, kann es schnell passieren, dass Sie einen Rundrücken machen. Dann ist es besser, das Gewicht zu reduzieren. Kontrollieren Sie sich vor einem Spiegel.

1 Ausgangsposition

> Stellen Sie sich in den leichten Ausfallschritt, beugen Sie den Oberkörper nach vorne und stützen Sie sich mit einer Hand auf einem Hocker oder Stuhl ab. Der Rücken ist gerade und bildet eine Linie mit dem Kopf, der Blick geht nach unten. Dann

6

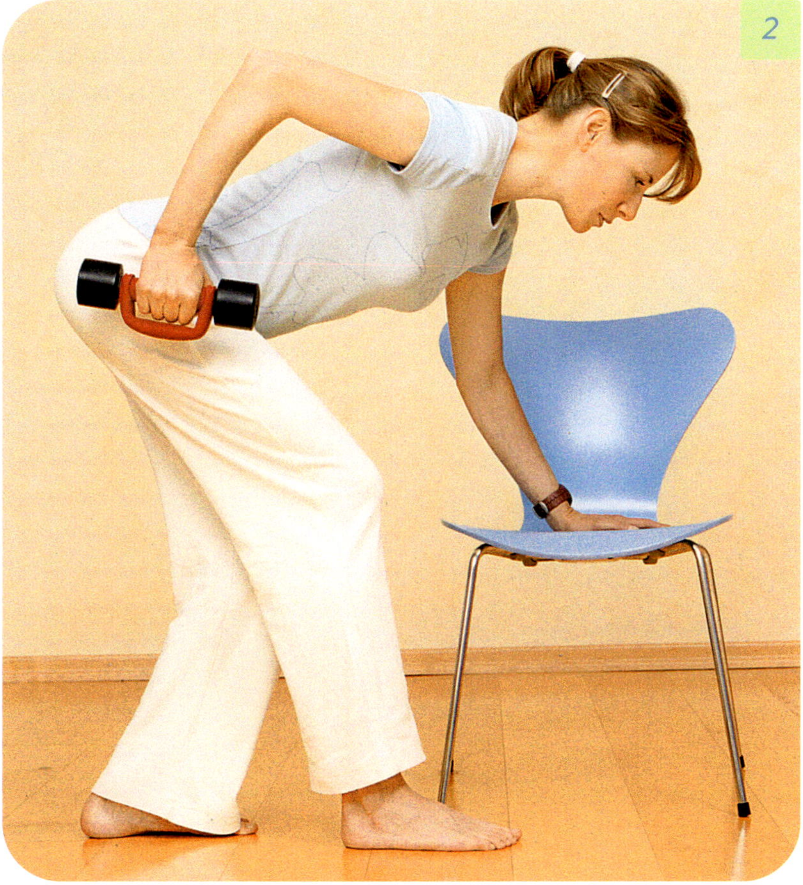

2

nehmen Sie eine Hantel in die andere Hand, wobei die Handinnenfläche zum Körper zeigt.

2 Übungsausführung

> Nun ziehen Sie die Hantel langsam nah am Körper vorbei so weit nach oben, wie Ihnen das möglich ist. Kurz halten und dann langsam wieder bis zur nicht ganz vollständigen Streckung absenken. Diese Bewegung wiederholen Sie jetzt 90 Sekunden lang. Hebe- und Senkvorgang dauern jeweils etwa drei Sekunden.
Wenn Sie schon etwas trainierter sind, können Sie die Übung erschweren, indem Sie die Arme etwas strecken. Dadurch erhöht sich der Bewegungsradius. Tipp: Wenn Sie gleichzeitig noch die Gesäß- und Oberschenkelmuskeln trainieren wollen, können Sie die Beine noch etwas weiter beugen.

Variation

Wenn Sie den Arm leicht abspreizen und die Hantel beim Heben nach innen drehen, aktivieren Sie zusätzlich den Trapezmuskel.

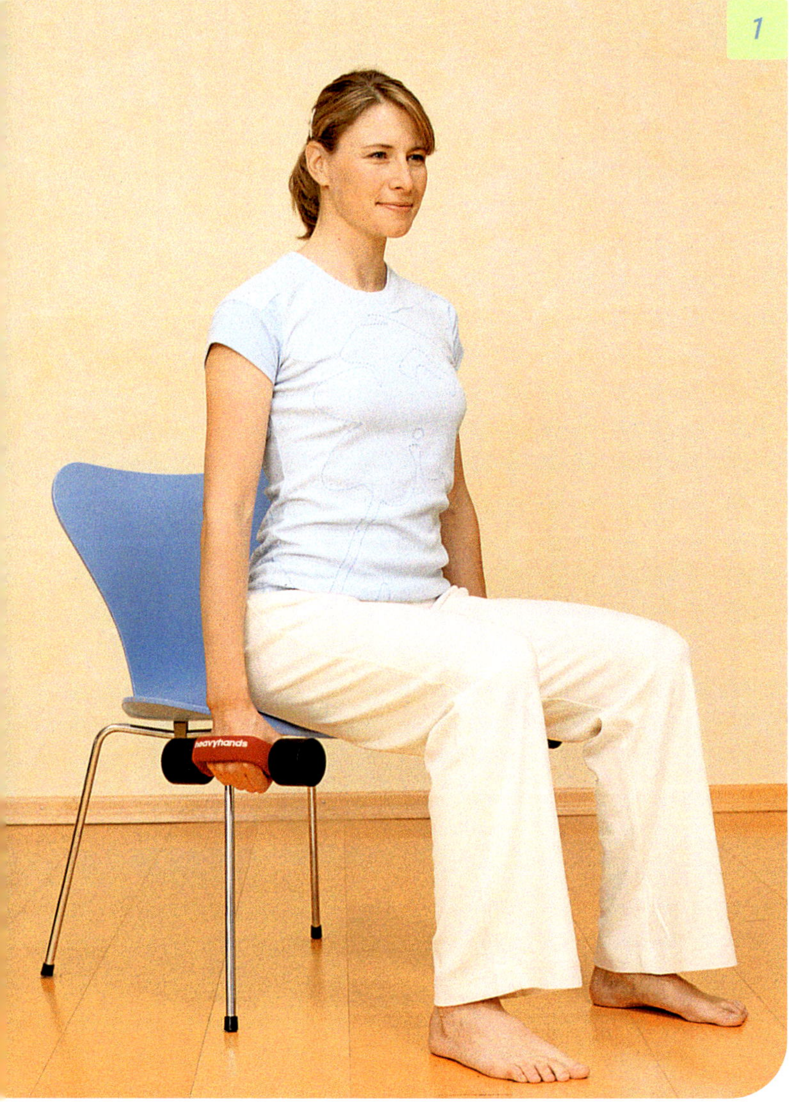

Schulterheben

Trainierte Muskeln

Kapuzenmuskeln (M. trapezius), Deltamuskel (M. deltoideus), Kopfwender (M. sternocleidomastoideus)

1 Ausgangsposition

> Setzen Sie sich auf einen Hocker oder einen Stuhl (ohne sich anzulehnen). Nehmen Sie die Hanteln in die Hände und richten Sie den Oberkörper auf. Schauen Sie nach vorne.

2 Übungsausführung

> Aus dieser Position heraus heben Sie die Schultern langsam so weit an, wie Ihnen das möglich ist, halten Sie kurz in der Endposition und senken Sie dann langsam wieder ab. Während der ganzen Übung sollten Sie die Bauchmuskeln anspannen und das Becken gekippt halten. Diese Bewegung wiederholen Sie 90 Sekunden lang. Hebe- und Senkvorgang dauern etwa drei Sekunden. Natürlich können Sie die Übung auch im Stehen durchführen. Dazu stellen Sie sich hüftbreit hin, die Fußspitzen zeigen ganz leicht nach außen, die Beine sind etwas gebeugt, die Bein- und Pomuskeln angespannt. Nach Beendigung der Übung lockern Sie die Schultermuskeln durch Drehbewegungen.

Tipp

> Bei dieser Übung kann es leicht passieren, dass die Schultermuskeln verspannen. Achten Sie also beim Absenken darauf, dass die Schulter für eine Sekunde ganz locker gelassen wird, bevor Sie wieder mit dem Hebevorgang beginnen.

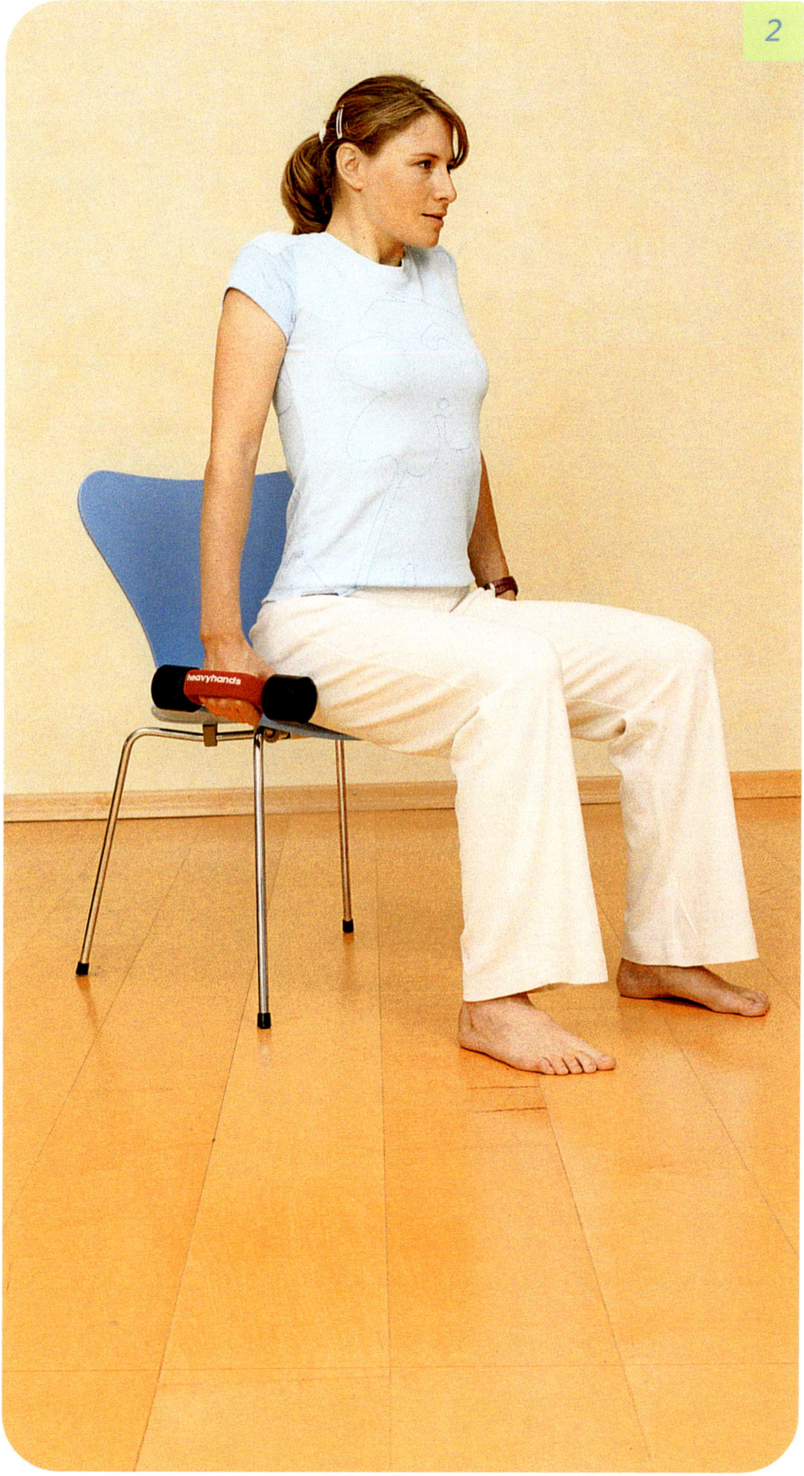

Variation
Fortgeschrittene können die Arme leicht anwinkeln, wobei die Ellenbogen nach außen zeigen. Aus dieser Position heraus dann die Schultern heben und senken. Auf diese Weise wird zusätzlich die hintere Oberarmmuskulatur (M. triceps brachii) trainiert.

7

Hüftbeugerlift

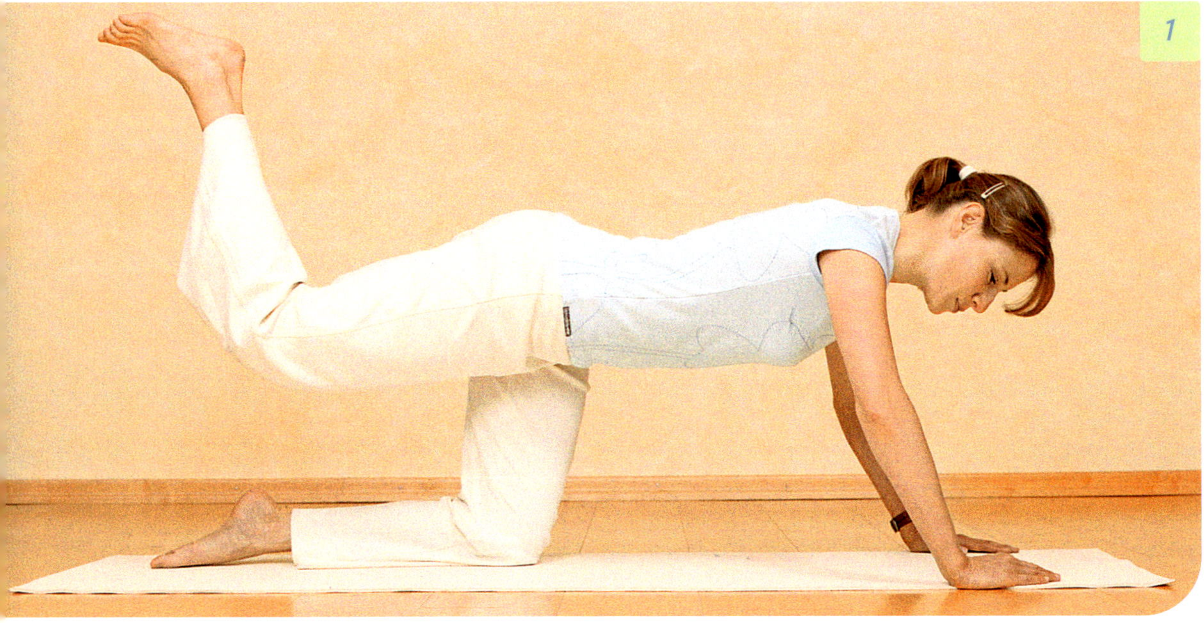

1

Trainierte Muskeln

Großer Gesäßmuskel (M. gluteus maximus), äußerer und schräger Bauchmuskel (M. abdominus transversus), hintere Oberschenkelmuskulatur (M. biceps femoris), Deltamuskel (M. deltoideus), hintere Oberarmmuskulatur (M. triceps brachii).

Tipp

> Bei dieser Übung kann es leicht passieren, dass man die Hüfte verdreht. Grund ist ein zu großer Bewegungsradius. Auch hier ist es empfehlenswert, sich vor einem Spiegel zu kontrollieren.

1 Ausgangsposition

> Begeben Sie sich in den Unterarmstand, die Hände liegen fest auf und dienen der Stabilisation. Ein Bein kniet am Boden (dazu am besten ein kleines zusammengefaltetes Handtuch unterlegen), das andere Bein winkeln Sie in einem 90-Grad-Winkel so ab, dass Oberschenkel und Oberkörper eine ganz gerade Linie bilden.

2 Übungsausführung

> Aus dieser Position heraus heben und senken Sie das gebeugte Bein langsam jeweils um einige Zentimeter. Diese Bewegung wiederholen Sie jetzt

2

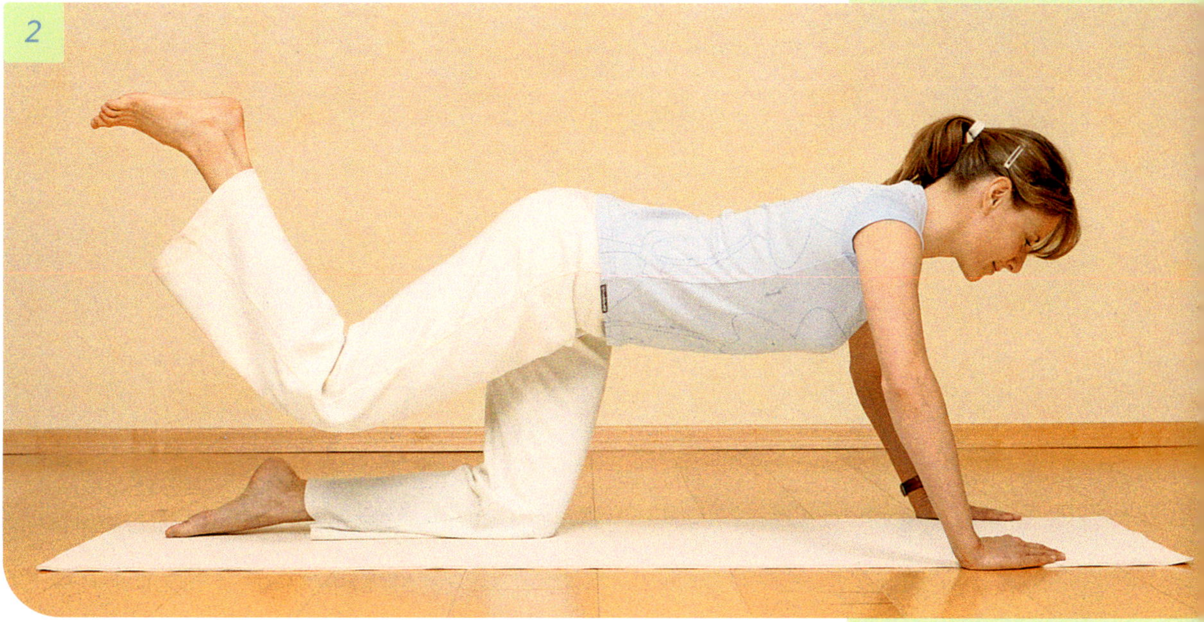

90 Sekunden lang. Da die Spannung die ganze Zeit gehalten wird und der Bewegungsradius sehr klein ist, müssen Sie nicht auf die Drei-Sekunden-Regel achten.

Variation

Sie können das Bein auch gestreckt heben und senken. Die Füße sind angezogen. Das trainiert gleichzeitig auch noch den Waden- und Schollenmuskel.

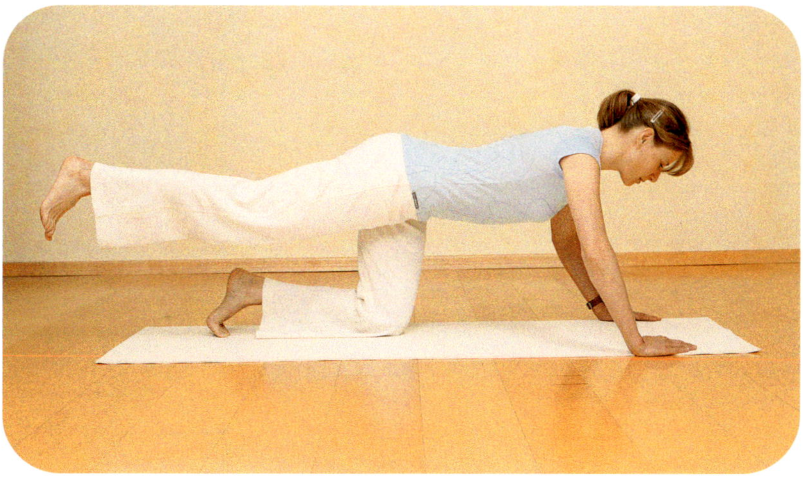

Dips

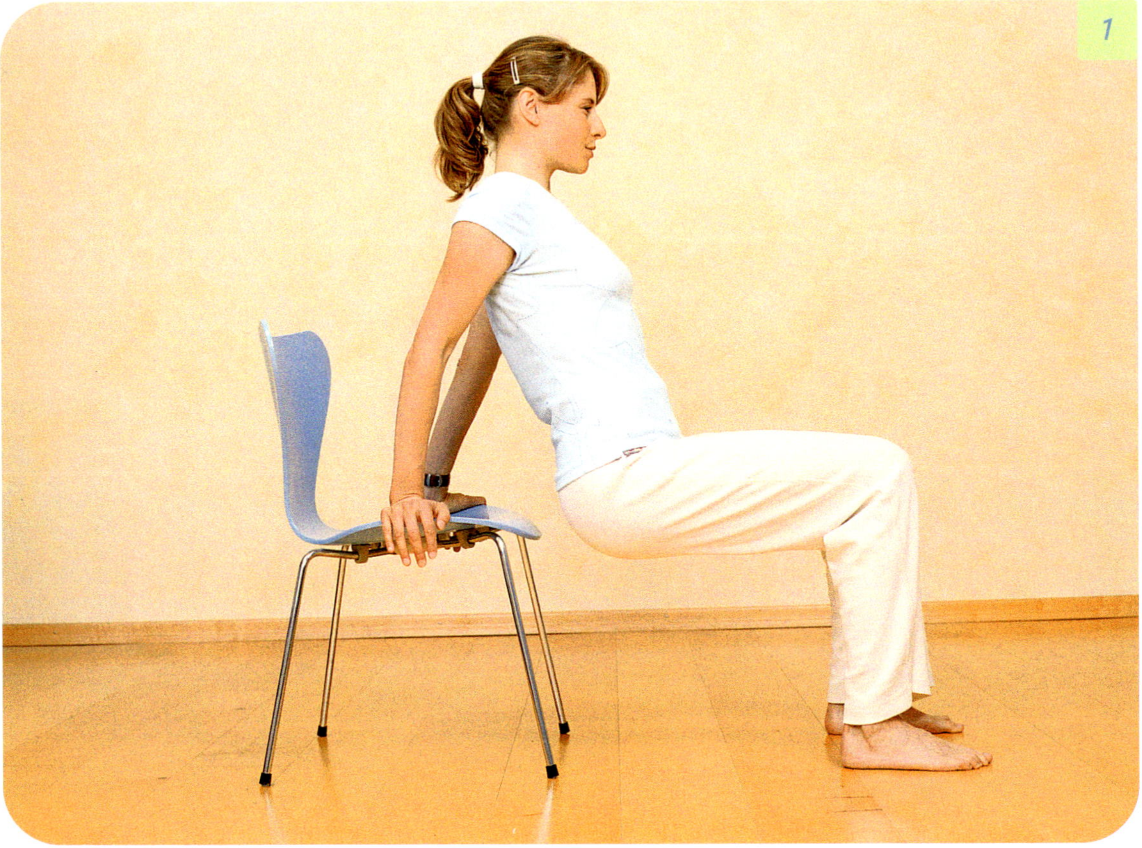

1

Trainierte Muskeln
Deltamuskeln (M. deltoideus), hintere Oberarmmuskulatur (M. triceps brachii), große Brustmuskulatur (M. pectoralis major)

Tipp

> Beim Absenken des Oberkörpers sollten Sie darauf achten, nicht zu tief zu gehen. Die Belastung für die Schultergelenke wäre zu hoch.

1 Ausgangsposition

> Nehmen Sie einen stabil stehenden Hocker, Stuhl oder auch eine niedrige Vitrine und stützen Sie sich mit beiden Händen hinter dem Rücken auf der Kante ab. Stellen Sie die Füße hüftbreit so weit nach vorne auf, dass Sie das Gesäß beim Absenken gut am Hocker oder Stuhl vorbeiführen können. Der Oberkörper bleibt während der gesamten Übung aufrecht.

9

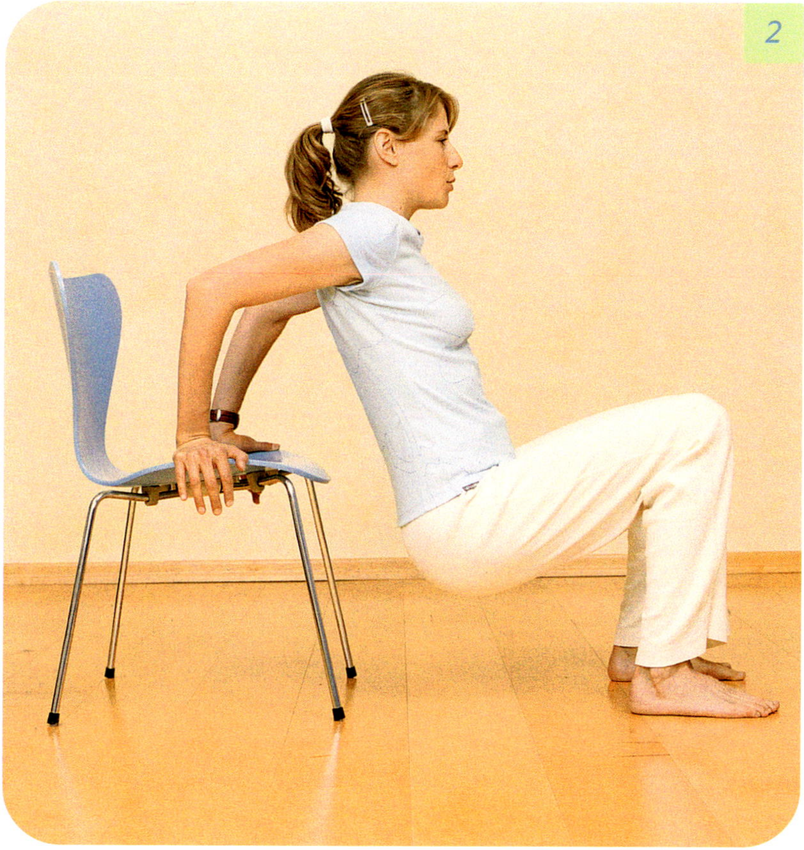

2 Übungsausführung

> Dann senken Sie den Oberkörper langsam durch Beugen der Arme so weit ab, bis die Ellenbogen einen 90-Grad-Winkel bilden. Diese Position kurz halten und dann wieder ohne Schwung die Arme bis zur fast vollständigen Streckung bringen. Diese Bewegung wiederholen Sie jetzt 90 Sekunden lang. Hebe- und Senkvorgang dauern jeweils etwa drei Sekunden lang.

Diese Übung ist für Anfänger zunächst vielleicht noch etwas schwierig, weil Muskeln zum Einsatz kommen, die sonst meist vernachlässigt werden. Ganz wichtig: Achten Sie darauf, dass der Stuhl oder jede andere Erhöhung, an der Sie diese Übung durchführen, fest und stabil steht.
Tipp: Stellen Sie einen Stuhl oder Hocker mit der Lehen an die Wand. So kann er nicht wegrutschen.

Variation

Je weiter Sie die Füße und damit den Oberkörper vom Hocker oder Stuhl entfernen, desto anstrengender wird die Übung.

Adduktorenlift

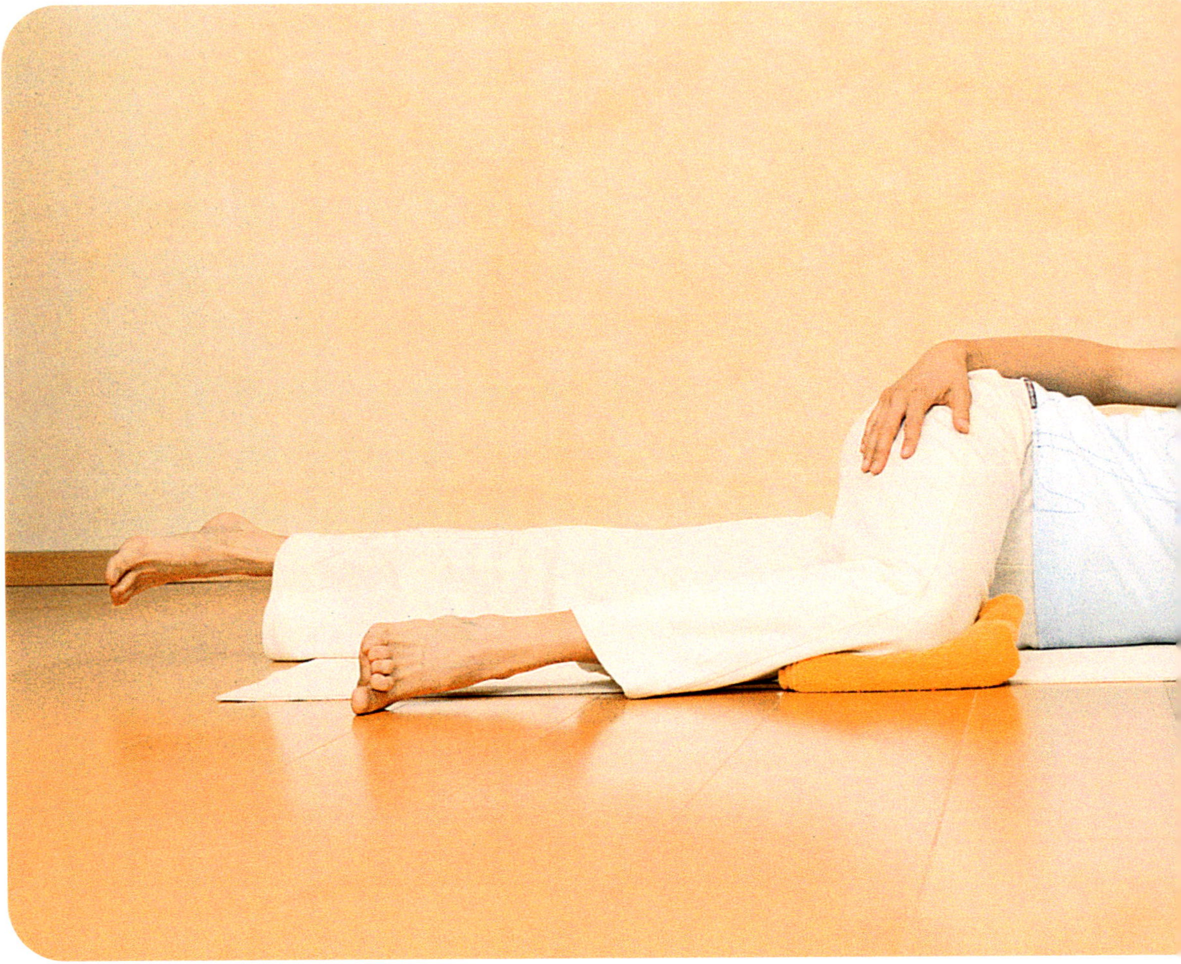

Trainierte Muskeln

Großer, langer und kurzer Schenkelanzieher (Adduktoren), Kammmuskel (M. pectineus)

> **Tipp**
>
> > Achten Sie während der gesamten Bewegungsausführung auf ein gestrecktes Bein.

1 Ausgangsposition

> Legen Sie sich in Seitlage auf eine Matte oder ein großes Handtuch. Strecken Sie den unteren Arm und legen Sie den Kopf auf diesen. Das obere Bein winkeln Sie an und legen das Knie am besten auf ein gefaltetes Handtuch. Das untere Bein ist gestreckt. Die Hand des oberen Armes können Sie zur

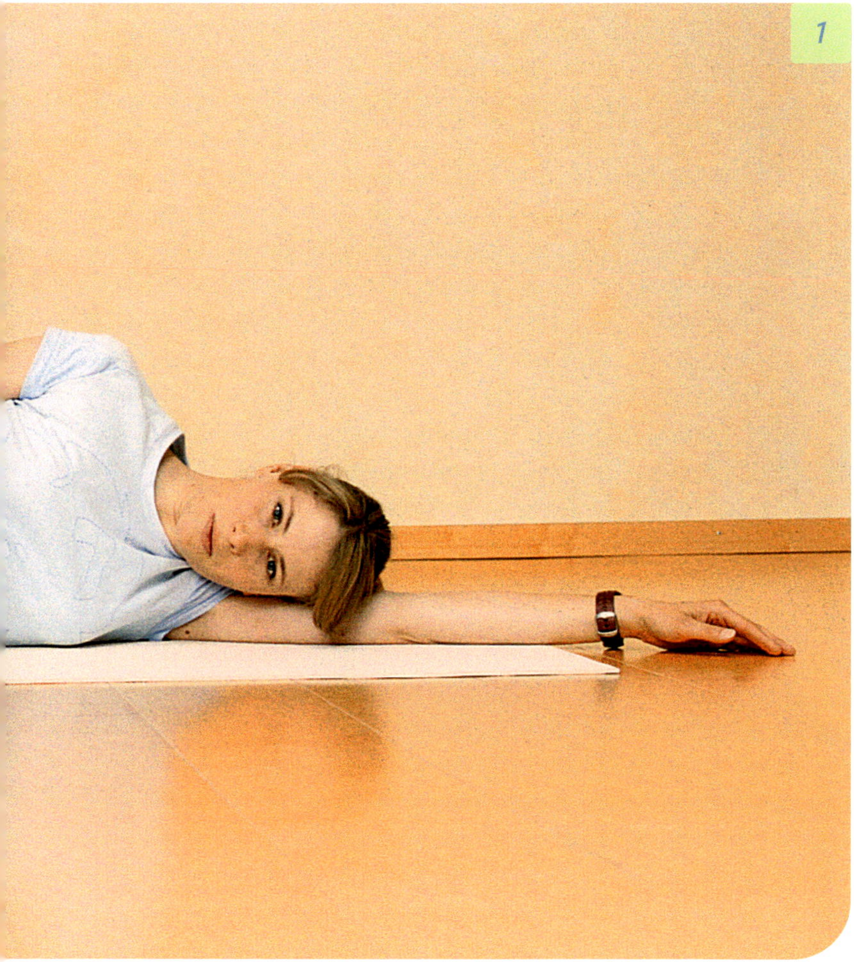

Stabilisierung vor dem Oberkörper platzieren.

Übungsausführung

> Heben und senken Sie nun langsam das unten liegende und gestreckte Bein in einem kleinen Radius. Die Fußspitzen sind dabei angezogen. Diese Bewegung wiederholen Sie jetzt 90 Sekunden lang. Da der Bewegungsradius relativ klein ist, müssen Sie nicht auf die Drei-Sekunden-Regel achten. Dann drehen Sie sich auf die andere Seite und wiederholen die Übung. Sie können die Übung noch erschweren, indem Sie das obere Bein nicht seitlich auflegen, sondern anheben und in der Position belassen. Das ist aber nur etwas für Fortgeschrittene.

Variation

Sie können die Übung erschweren, indem Sie die stabilisierende Hand weglassen und den Arm seitlich auf dem Oberkörper ablegen.

10

Armbeugen

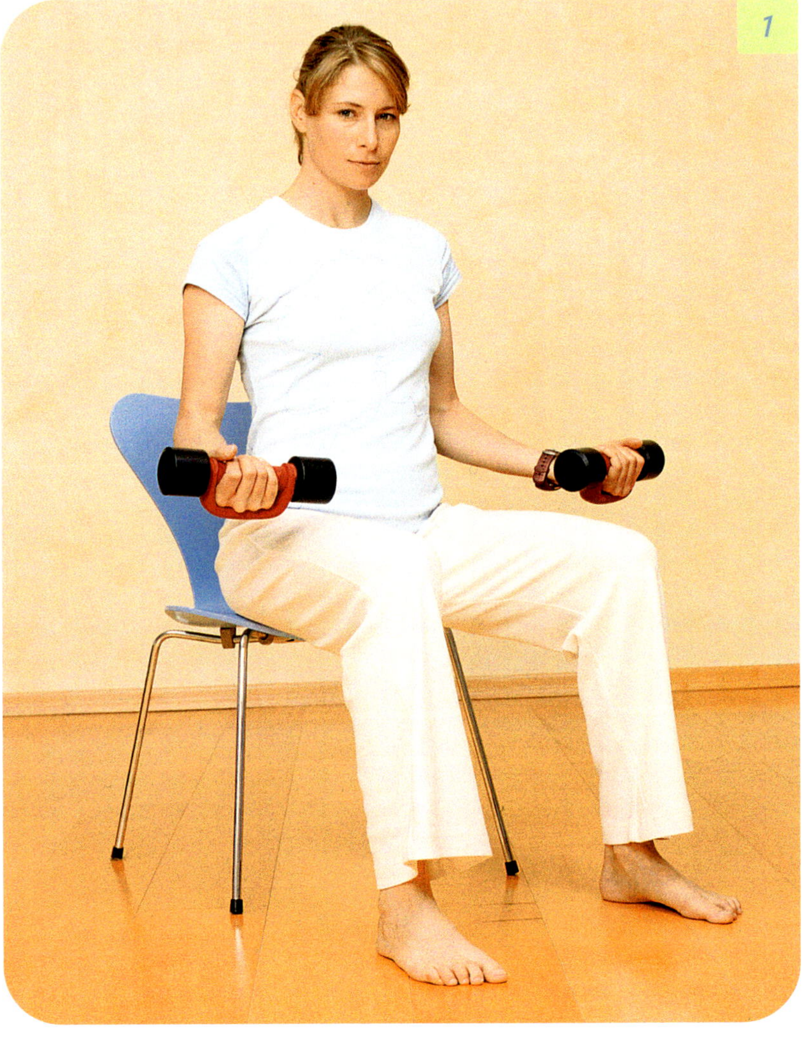

1

> **Tipp**
>
> > Achten Sie während der Übungsausführung auf einen aufrechten Oberkörper. Wenn Sie ein zu hohes Gewicht wählen, kann es passieren, dass Sie die Schulter hochziehen. Das sollte nicht geschehen, dann lieber das Gewicht reduzieren. Kontrollieren Sie sich vor einem Spiegel.

Trainierte Muskeln

Vordere Oberarmmuskulatur (M. biceps brachii), Armbeugemuskulatur

1 Ausgangsposition

> Setzen Sie sich aufrecht auf einen Hocker, stellen Sie die Füße hüftbreit fest auf und

11

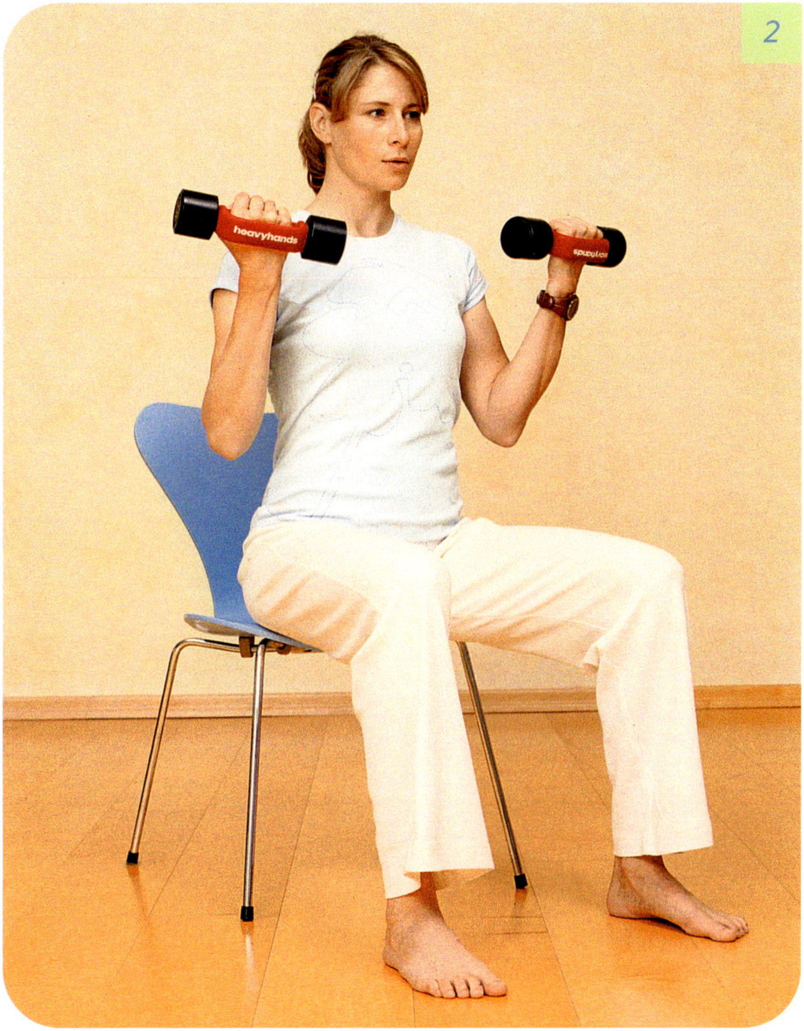

nehmen Sie eine Hantel in die Hand. Der Arm ist fast gestreckt, die Handinnenfläche zeigt zum Körper.

2 Übungsausführung

> Aus dieser Position heraus beugen Sie den Arm fast so weit, wie es geht, und bringen ihn anschließend wieder bis zur fast vollständigen Streckung. Die Bewegung wiederholen Sie 90 Sekunden lang. Hebe- und Senkvorgang dauern etwa drei Sekunden. Dann nehmen Sie die Hantel in die andere Hand und wiederholen die Übung. Schultern locker hängen lassen.

Variation

Sie können die Hanteln auch in beide Hände nehmen und die Arme entweder gleichzeitig oder abwechselnd beugen und wieder strecken.

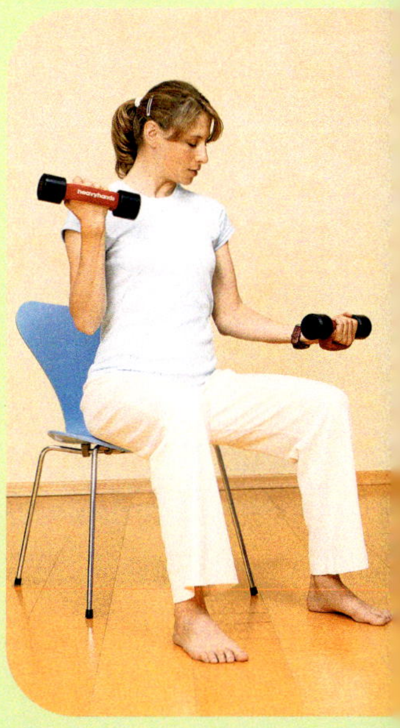

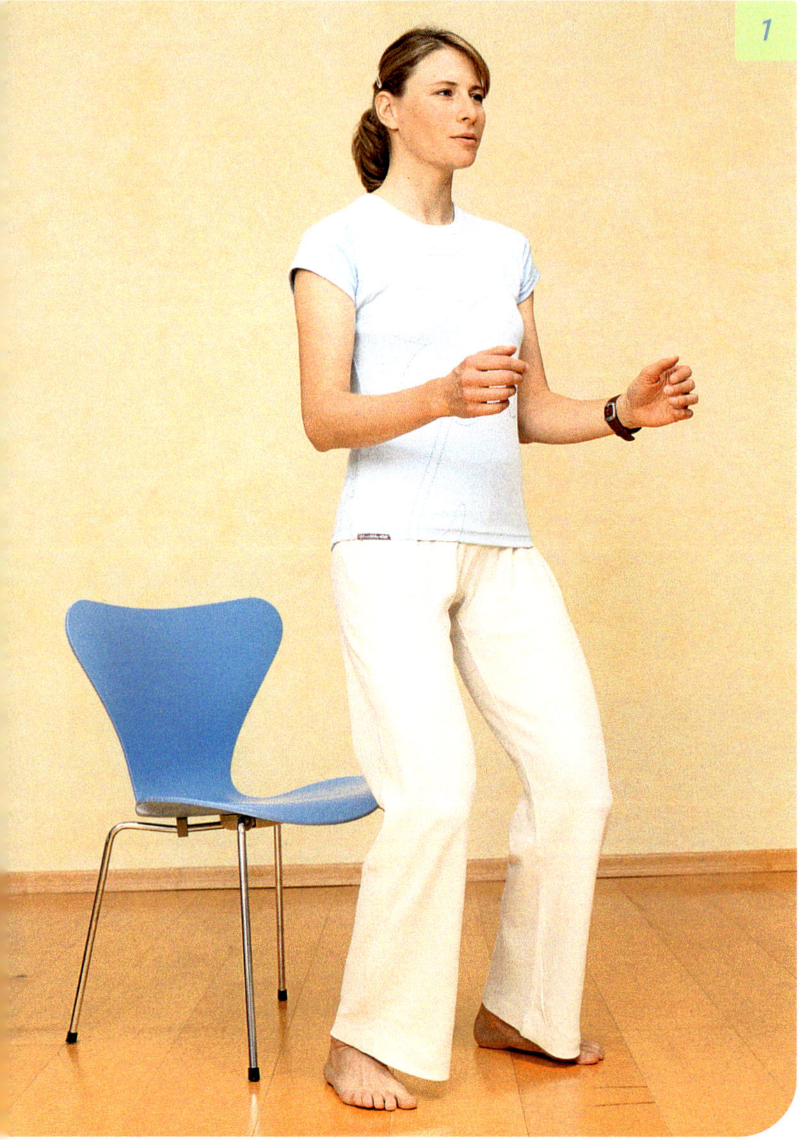

1

Kniebeugen

Trainierte Muskeln

Großer und mittlerer Gesäßmuskel (M. gluteus maximus und medius), vordere Oberschenkelmuskulatur, Wadenmuskel (M. gastrocnemius)

1 Ausgangsposition

> Stellen Sie sich etwas mehr als hüftbreit hin, die Füße zeigen minimal nach außen, die Arme sind in Vorhalte (wer unsicher ist, kann sich auch so stellen, dass er sich bei Gleichgewichtsproblemen an etwas abstützen kann). Spannen Sie die Bauch- und Gesäßmuskeln leicht an und kippen Sie das Becken so, dass der Po ein wenig hinausgestreckt wird. Diese Grundspannung ist wichtig, schützt vor Gelenkproblemen und erhöht die Effektivität der Übung. Zur Intensivierung kann man die Arme auch gestreckt nach vorne halten. Das ist aber nur für Fortgeschrittene geeignet.

Tipp

> Auf zwei Dinge müssen Sie bei dieser Übung achten: Nehmen Sie den Kopf nicht in den Nacken (kann leicht passieren) und führen Sie die Knie beim Absenken stets über die Fußspitzen.

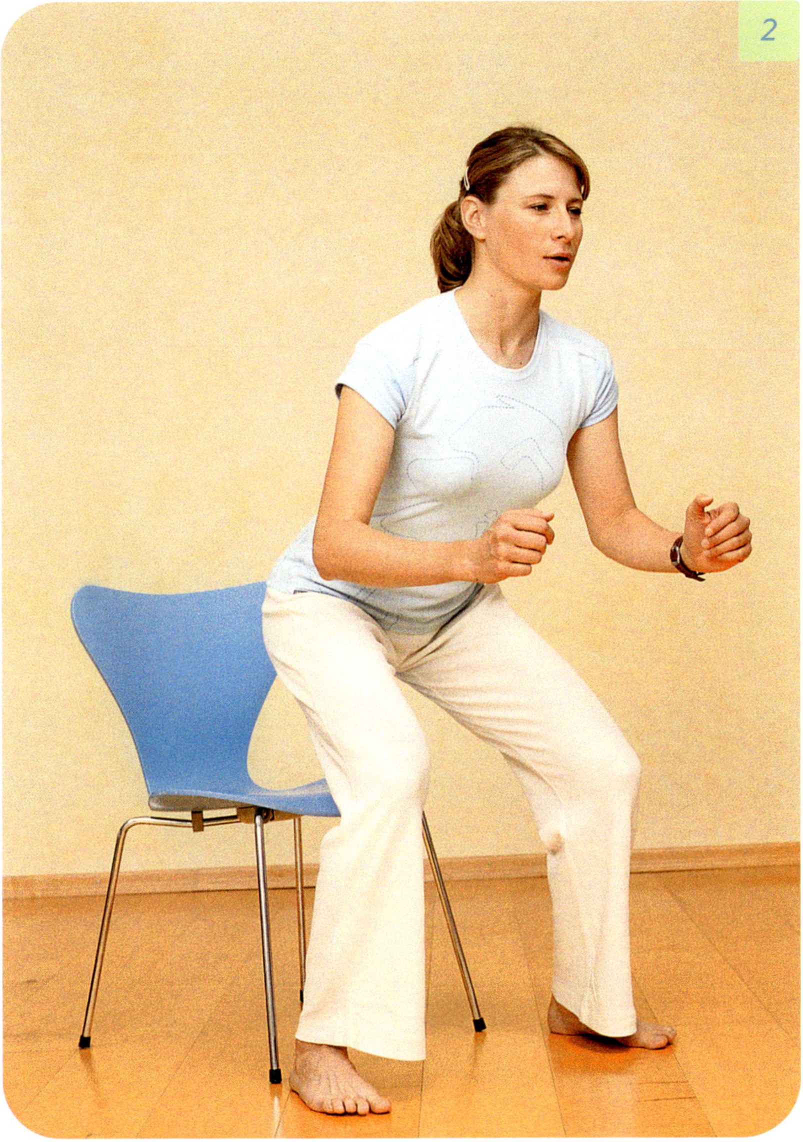

12

Variation
Trainierte können die Übung auch mit Hanteln in beiden Händen durchführen. Die Arme werden dabei seitlich nach unten gestreckt am Körper gehalten.

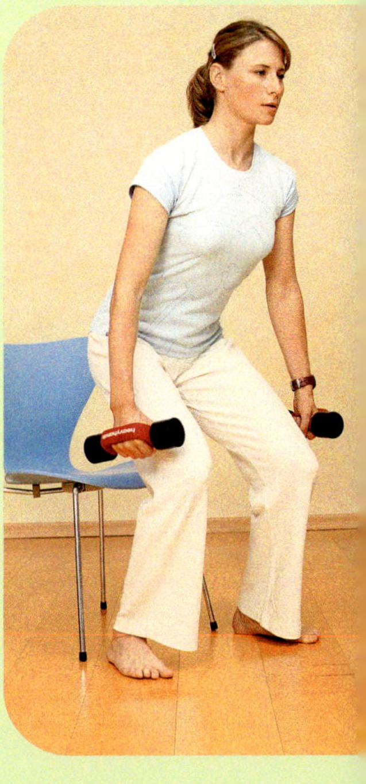

2 Übungsausführung
> Aus dieser Position heraus senken Sie das Gesäß ab, indem Sie die Knie bis zu einem 90-Grad-Winkel beugen. Der stets gerade Oberkörper wird dabei immer weiter nach vorne geneigt. Der ganze Fuß bleibt immer auf dem Boden. Dann das Gesäß wieder heben, ohne die Beine zur vollständigen Streckung zu bringen. Diese Bewegung wiederholen Sie jetzt 90 Sekunden lang. Hebe- und Senkvorgang dauern jeweils etwa drei Sekunden.

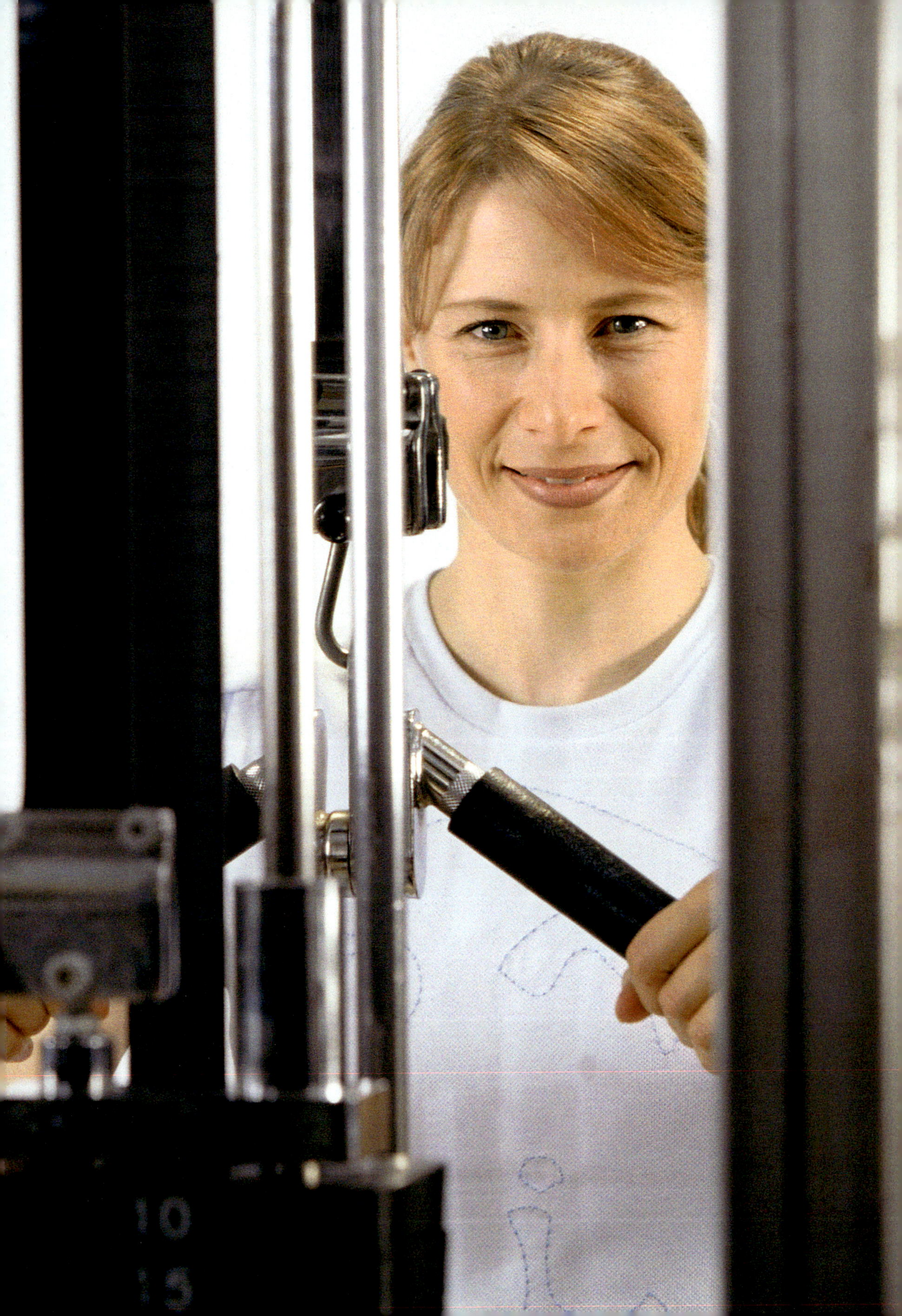
10
15

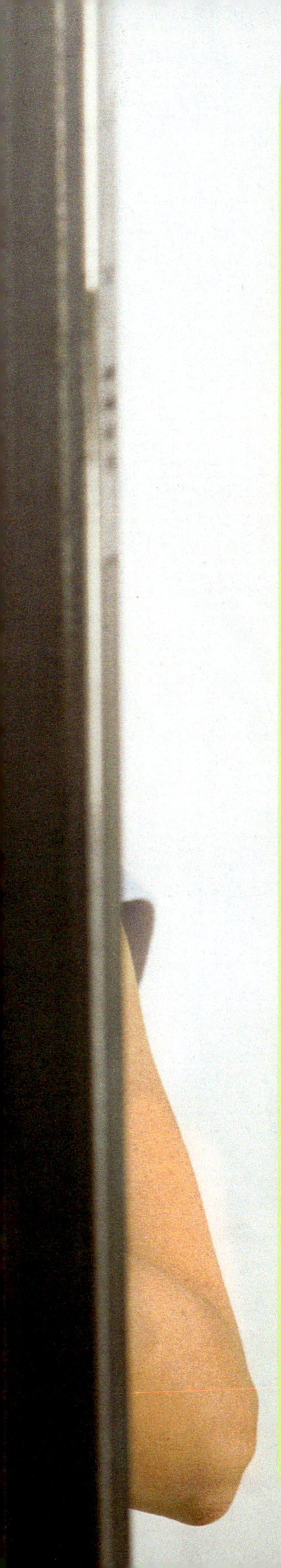

Slow-Motion-
Fitness im Studio

So finden Sie das richtige Gewicht

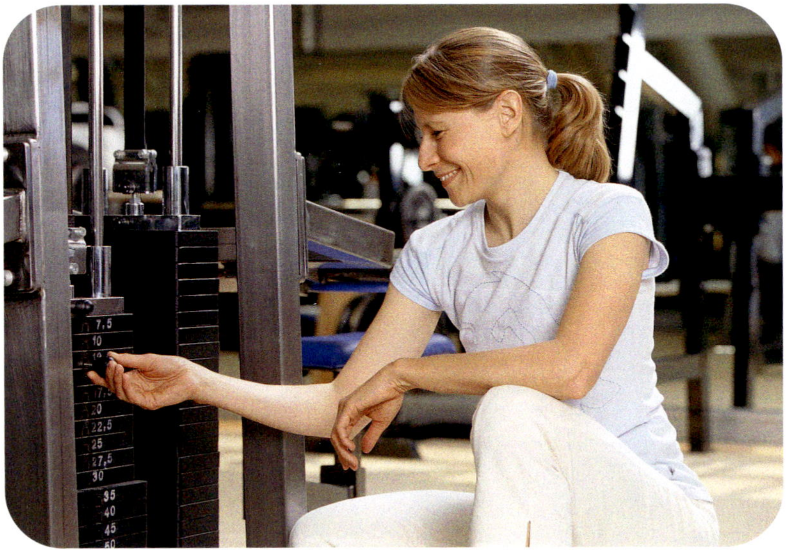

Bloß nicht übertreiben! Slow-Motion-Fitness funktioniert auch mit weniger Gewicht.

Für Anfänger ist es gar nicht so leicht, das richtige Gewicht zu finden. Wichtig zu wissen: Bei der Slow-Motion-Fitness arbeiten Sie mit deutlich geringeren Gewichten als bei einem herkömmlichen Krafttraining. Deshalb kann es leicht passieren, dass Ihnen die Übungen bei den ersten Wiederholungen sehr leicht fallen. Lassen Sie sich davon nicht täuschen. 90 Sekunden können lang werden. So nach ungefähr 60 Sekunden spüren Sie dann, dass der beanspruchte Muskel sich meldet – vielleicht mit einem leichten Zittern, vielleicht mit etwas Brennen. Das ist völlig in Ordnung und ein guter Hinweis darauf, dass die Übung wirkt.

Wenn es zittert, wächst der Muskel

> **Tipp**
>
> > **Die Übungen 1 bis 6 sind für Anfänger genau in dieser Reihenfolge optimal geeignet. Alle wichtigen Muskelgruppen des Körpers werden trainiert. Nach etwa sechs Wochen regelmäßigen Trainings können Sie auch zu den Übungen 7 bis 12 übergehen.**

Tritt dieses leichte Zittern nicht auf, können Sie das Gewicht etwas erhöhen. Gelingt es Ihnen nicht, die volle Wiederholungszahl zu absolvieren, können Sie das Gewicht reduzieren oder die Übung vereinfachen. Wenn Sie anfangs die 90 Sekunden nicht schaffen, ist das nicht so schlimm.

Die richtige Technik

Gute Fitness-Studios besitzen Geräte, die sich Ihren Körperproportionen anpassen. Das geschieht mithilfe einiger Verstellmöglichkeiten. Bei guten Geräten sind dafür nur ein paar einfache Handgriffe nötig, die jeder Trainierende nach einer kurzen Einweisung durch das Studiopersonal leicht selbst bewerkstelligen kann. Hier die wichtigsten Einstellungen im Überblick:

> Die Achse des so genannten körpernahen Gelenkes muss mit der Geräteachse übereinstimmen. Je besser die Drehachsen passen, desto geringer ist die Belastung für die Gelenke.

> Die richtige Sitzhöhe muss der Körpergröße entsprechen.

> Bei den Übungen, bei denen Sie sich anlehnen müssen, sollten Sie auch vollständigen Kontakt zur Polsterfläche haben.

> Zur besseren Stabilisierung der Körperposition empfiehlt es sich, auch die Handgriffe an den Geräten zu nutzen.

In Deutschland gibt es mittlerweile 6500 Fitness-Studios mit mehr als fünf Millionen Mitgliedern.

Variieren Sie

Fortgeschrittene, die sich bereits einen guten Muskelpanzer zugelegt haben, können Ihr Übungsprogramm an den Freihanteln erweitern. Die Übungen sind etwas anstrengender, aber auch effektiver.

Tipp

> **Wenn Sie das erste Mal mit den Freihanteln trainieren, sollten Sie sich von einem Trainer kontrollieren lassen. Denn wenn sich erst Fehler einschleichen, ist es schwer, diese wieder loszuwerden. Ideal ist es, sich während der Übungsausführung in einem Spiegel zu beobachten, um sich besser kontrollieren zu können.**

Das 12-Punkte-Slow-Motion-Programm im Studio

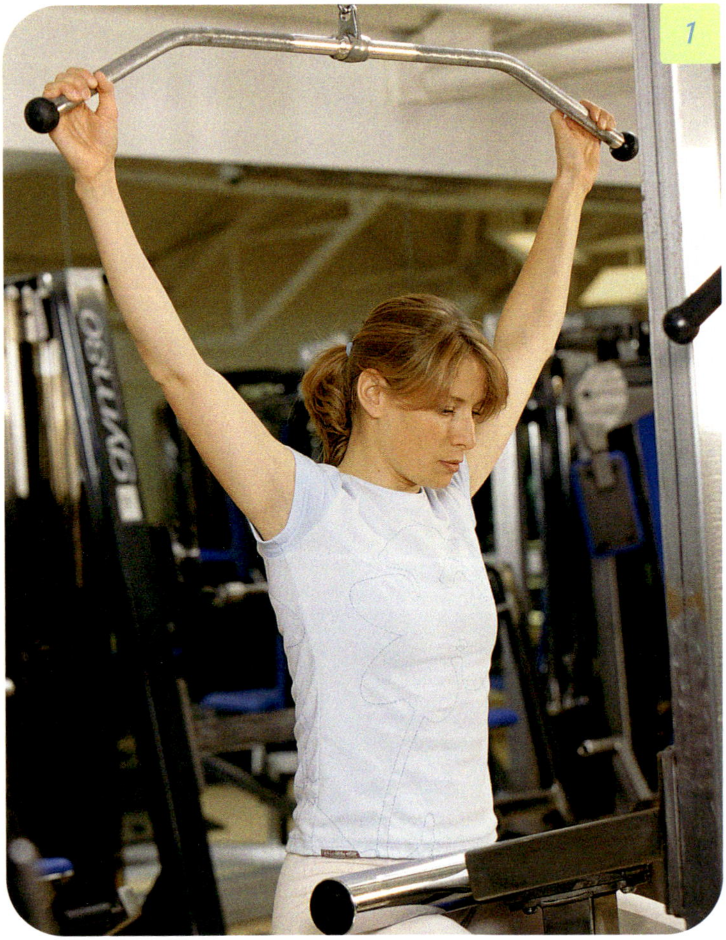

1

Latziehen

Trainierte Muskeln

Breiter Rückenmuskel (M. latissimus dorsi), großer Rautenmuskel (M. rhomboideus major), Bizeps

1 Ausgangsposition

> Setzen Sie aufrecht an das Gerät, der Blick geht nach vorne. Stützen Sie Ihre Beine unter den Rollen ab. Fassen Sie die äußeren Enden der Stange und achten Sie stets auf eine gerade Kopfhaltung.

2 Übungsausführung

> Aus dieser Position heraus ziehen Sie die Stange langsam und ohne Schwung hinter den Kopf nach unten bis auf die Schulter (ohne sie zu berühren). Kurz halten und die Arme dann langsam wieder nicht zur ganz vollständigen Streckung bringen. Die Ellenbogen zeigen dabei nach außen und der Kopf wird auch beim Beugen der Arme nicht nach vorne gebeugt. Diese Bewegung wiederholen Sie jetzt 90 Sekunden lang. Das Beugen und das Strecken

Tipp

> Achten Sie unbedingt darauf, dass Sie die Schultern nicht hochziehen, sonst drohen Nackenverspannungen.

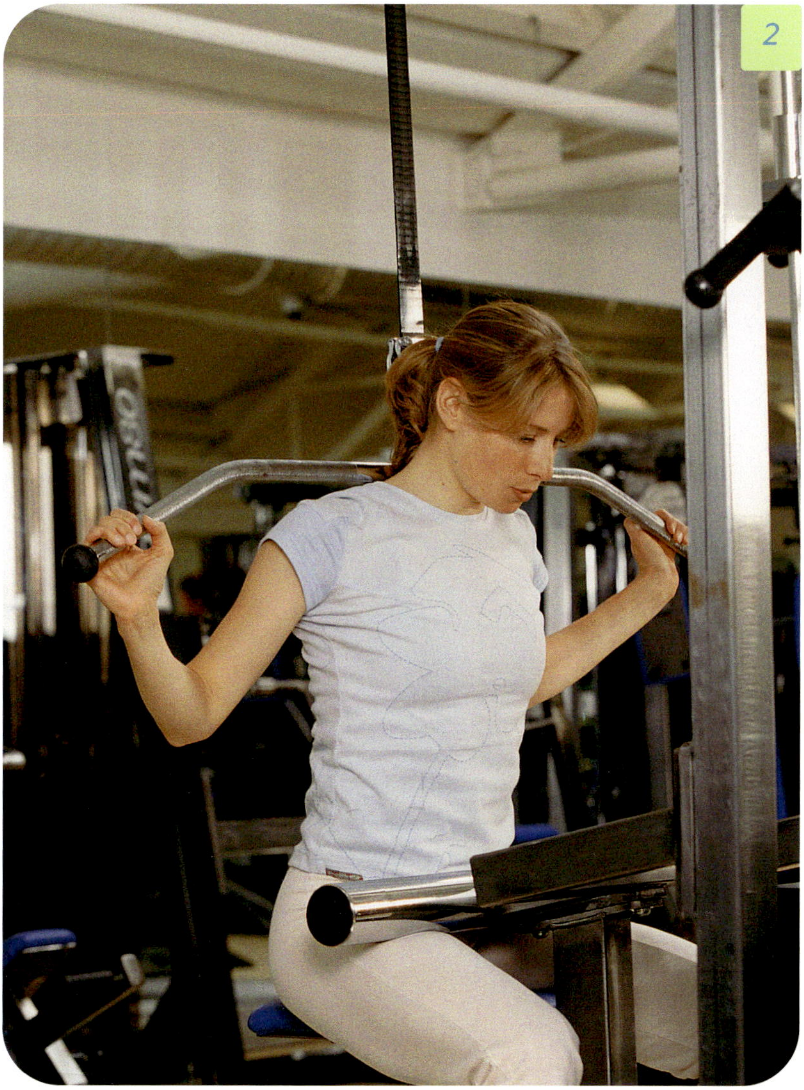

Variation

Sie können verschiedene Griffhaltungen ausprobieren. Je weiter die Hände fassen, desto mehr wird der breite Rückenmuskel, je enger sie fassen, die Schultermuskulatur trainiert.

der Arme dauern jeweils etwa drei Sekunden. Während der Übung sollten Sie den Bauch anspannen, um nicht ins Hohlkreuz zu fallen, und normal weiteratmen.

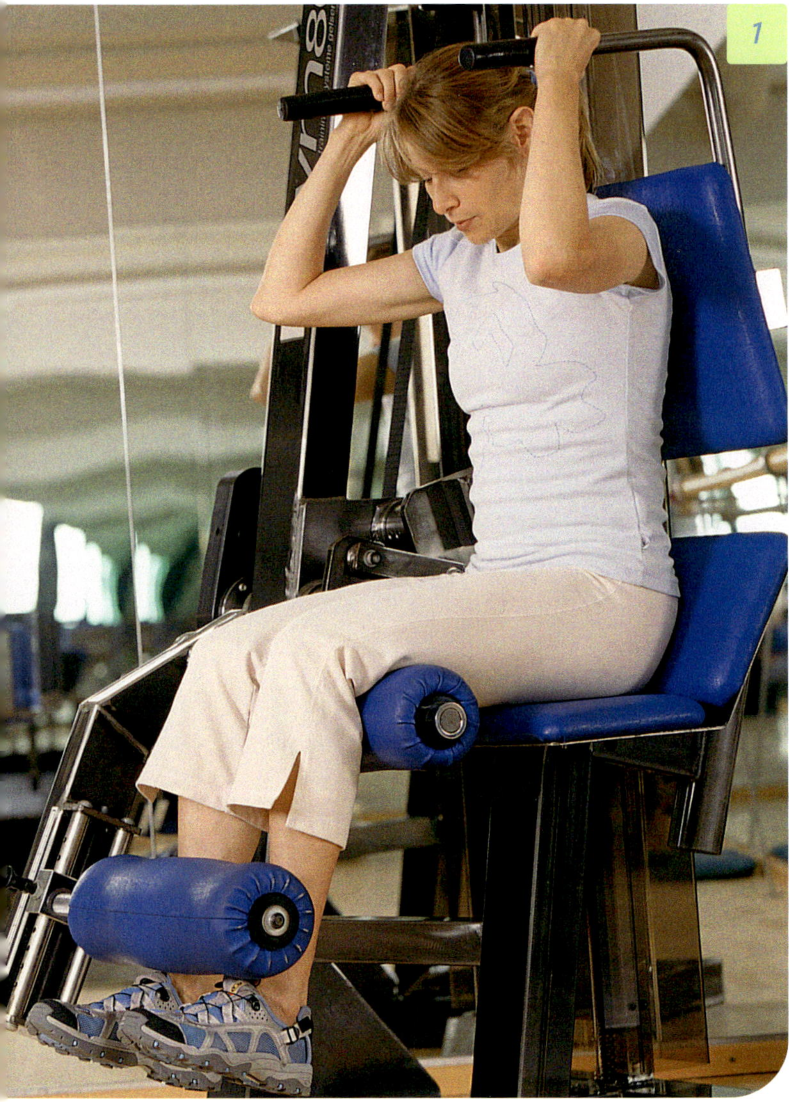

1

Bauchtrainer

Trainierte Muskeln

Gerader, schräger und äußerer Bauchmuskel (Abdominalmuskulatur)

1 Ausgangsposition

> Stellen oder setzen Sie sich an das für diese Übung vorgesehene Gerät, die sich in manchen Fitness-Studios unterscheiden können. Bei allen gleich ist, dass die Drehachse des Gerätes in Höhe des Bauchnabels eingestellt werden sollte. Dann positionieren Sie den Hebelarm des Gerätes in Brusthöhe und spannen die Bauchmuskeln aktiv an. Der Oberkörper ist aufrecht.

2 Übungsausführung

> Bringen Sie den Oberkörper nun langsam Wirbel für Wirbel nach vorne. Achten Sie dabei auf eine stabile Hüfte. Kurz halten, dann den Oberkörper wieder langsam nach hinten führen. Diese Bewegung wiederholen Sie jetzt 90 Sekunden lang. Vor- und Rückbeugen dauern jeweils etwa drei Sekunden.

Achten Sie während der Übung darauf, dass die Kraft wirklich aus dem Bauch kommt. Die Handgriffe dienen ausschließlich der Stabilisation. Also – nicht mogeln!

Tipp

> Bei der Bauchmuskelübung fällt das Atmen manchmal sehr schwer. Deshalb sollten Sie beim Vorneigen aus- und beim Rückbeugen wieder einatmen. Ganz wichtig: Nur mit den Bauchmuskeln, nicht mit der Hüftmuskulatur arbeiten.

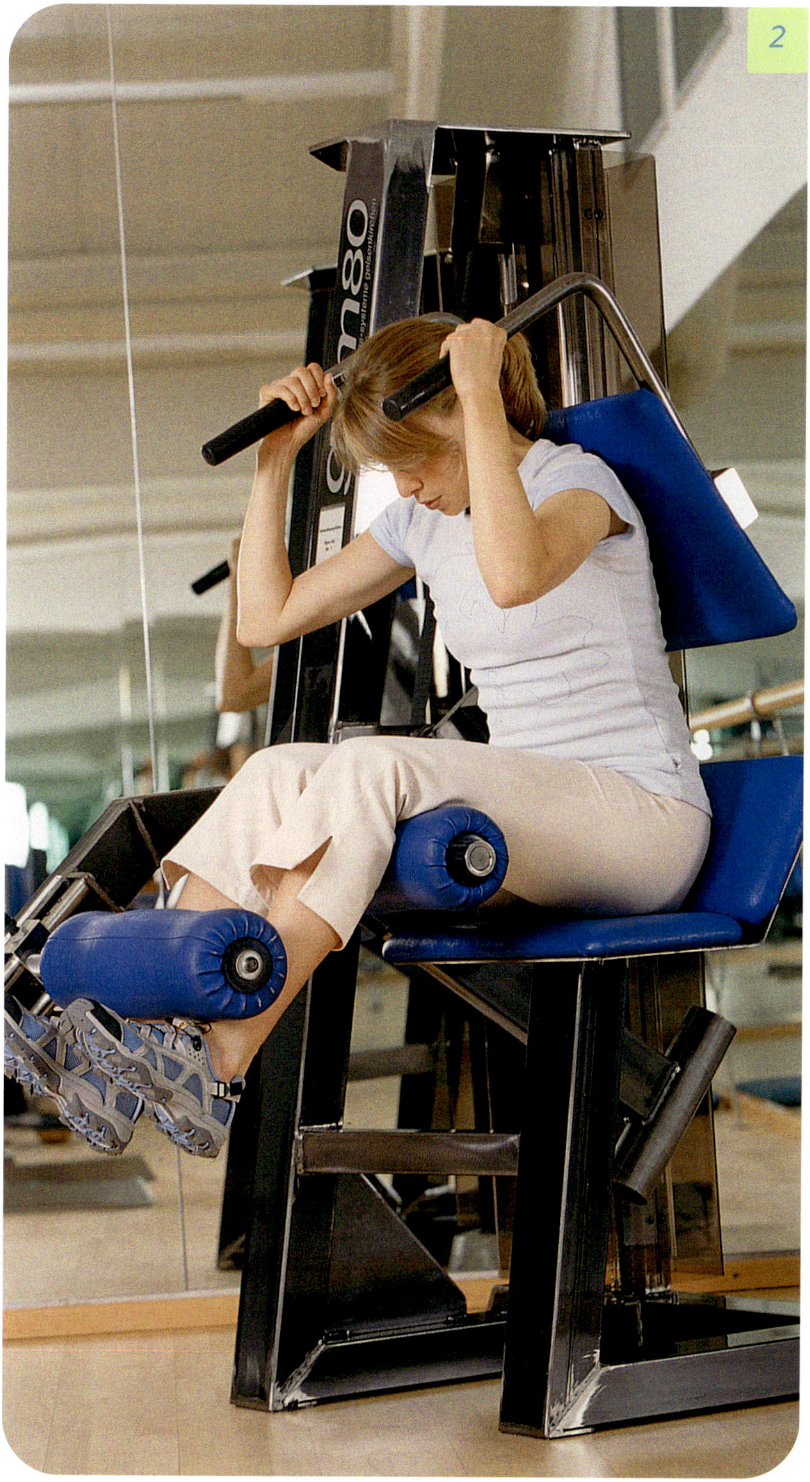

2

Variation

Wenn Sie bereits über eine gut trainierte Bauchmuskulatur verfügen, können Sie einen zusätzlichen Effekt erreichen, wenn Sie in der vorgeneigten Endposition kurze Vor- und Rückbewegungen machen.

Rückenstrecker

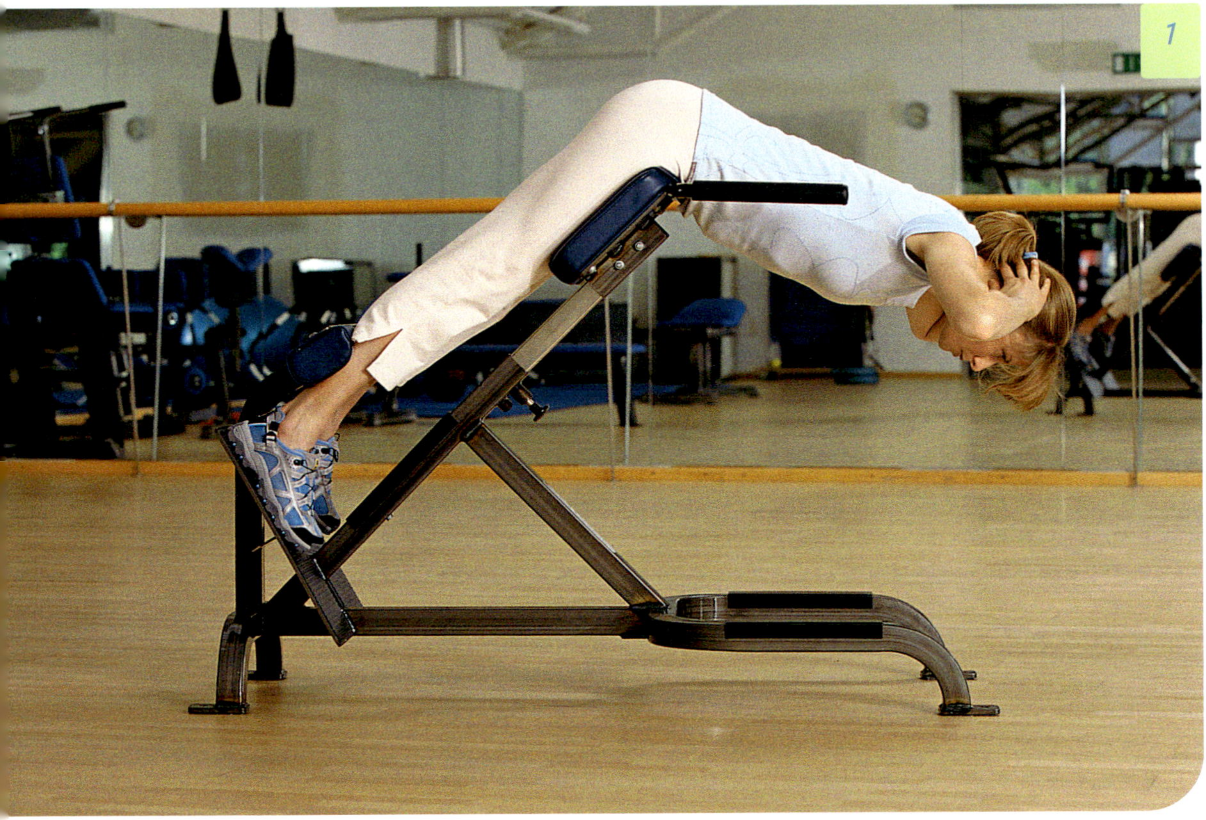

Trainierte Muskeln

Rückenstrecker (M. erector spinae), Anteile der Gesäßmuskulatur (M. gluteus), hintere Oberschenkelmuskulatur (ischiokrurale Muskulatur)

> Achtung

> Bei dieser Übung kann es schnell passieren, dass der Oberkörper gekrümmt wird. Das sollten Sie aber unbedingt vermeiden. Anfänger können zunächst auch mit einem kleinen Bewegungsradius arbeiten.

1 Ausgangsposition

> Begeben Sie sich in das dafür vorgesehene Gerät (auch bei diesem Gerät kann es von Studio zu Studio Unterschiede geben). Das Becken müssen Sie so positionieren, dass bei geradem Oberkörper ein Beugen und wieder Strecken möglich ist. Der Kopf wird in Verlängerung der Wirbelsäule gerade gehalten. Die Hände können entweder hinter dem Kopf (schwieriger) gehalten oder vor der Brust verschränkt werden.

2 Übungsausführung

> Aus der gestreckten Körperposition heraus beugen Sie den Oberkörper bis zu einem etwa 100-Grad-Winkel nach unten (stets Spannung halten) und führen ihn dann wieder bis zu fast vollständigen Streckung nach oben. Diese Bewegung wiederholen Sie jetzt 90 Sekunden lang. Beugen und wieder Strecken dauern jeweils etwa drei Sekunden.

Variation

Sie können die Arme auch gestreckt nach oben halten, um die Übung zu erschweren oder seitlich neben den Körper nehmen, um die Übungen zu erleichtern.

Beim Heben des Körpers kann es leicht passieren, dass Sie zu hoch kommen und sich ins Hohlkreuz drücken. Lassen Sie sich kontrollieren oder schauen Sie in den Spiegel.

2

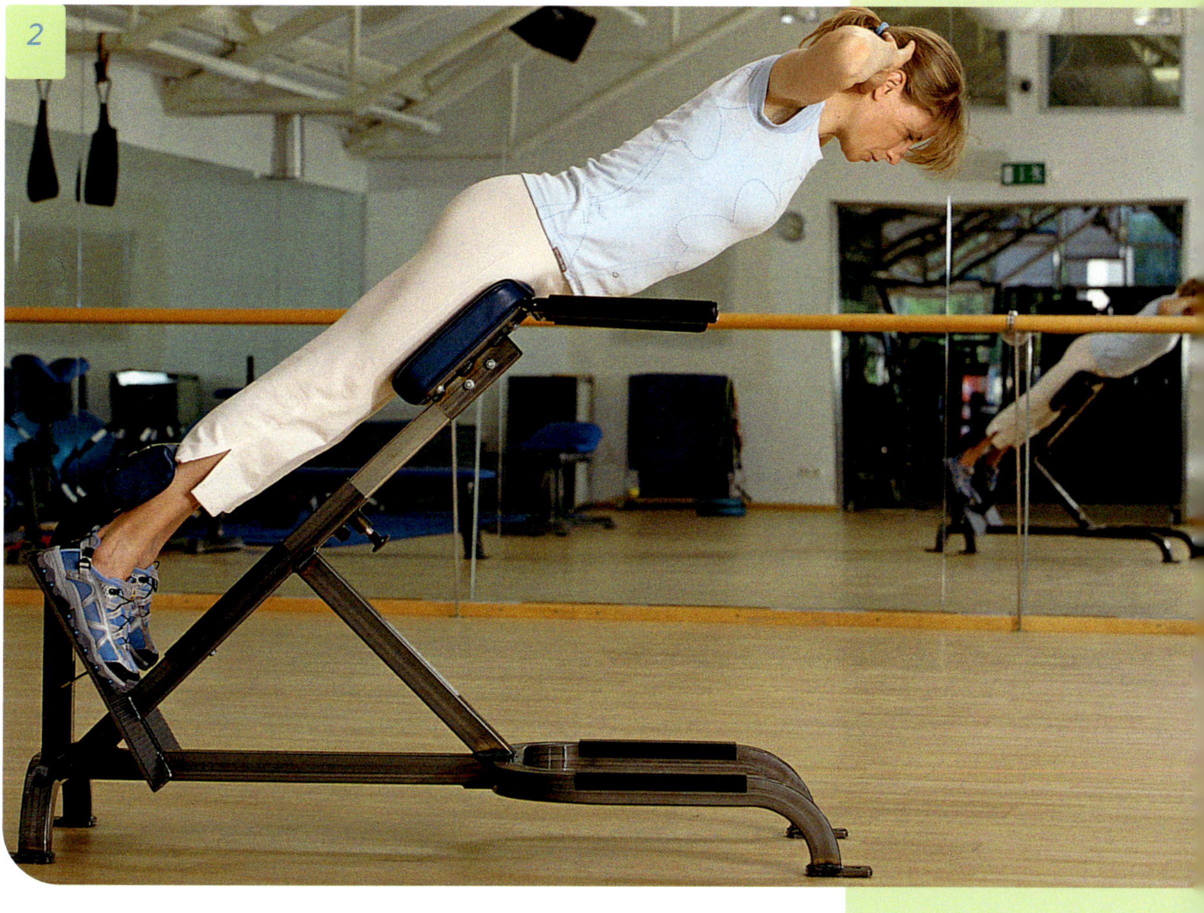

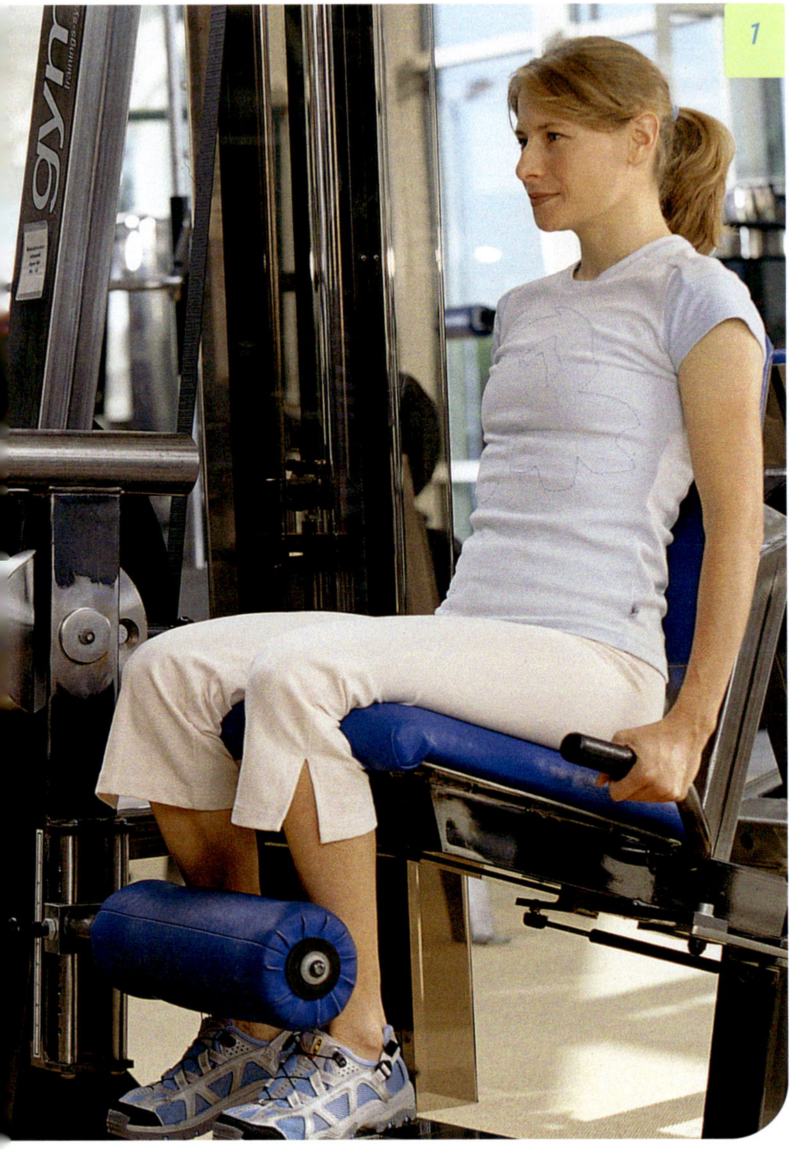

Beinstrecker

Trainierte Muskeln

Vorderer Oberschenkelmuskel (M. quadriceps femoris)

1 Ausgangsposition

> Setzen Sie sich in das dafür vorgesehene Gerät (auch hier kann das Aussehen des Gerätes von Studio zu Studio variieren) und lehnen Sie den aufrechten Rücken fest an das Polster an. Stellen Sie das Gerät unbedingt so ein, dass Ihre Knieachse in Verlängerung der Geräteachse liegt (wenn Sie bei der Einstellung unsicher sind, sollten Sie auf jeden Fall das Studiopersonal um Hilfe bitten). Die untere Rolle des Gerätes liegt auf dem unteren Anteil Ihrer Unterschenkel auf, die Fußspitzen sind fest angezogen.
Tipp: Zur Stabilisierung Ihrer Körperhaltung während der Übungsausführung können Sie sich mit Ihren Händen an den seitlichen Griffen des Gerätes festhalten.

Tipp

> Wenn das Gewicht zu hoch gewählt ist, kann es leicht passieren, dass man ins Hohlkreuz fällt. Deshalb sollten Sie immer darauf achten, dass der ganze Rücken am Polster anliegt.

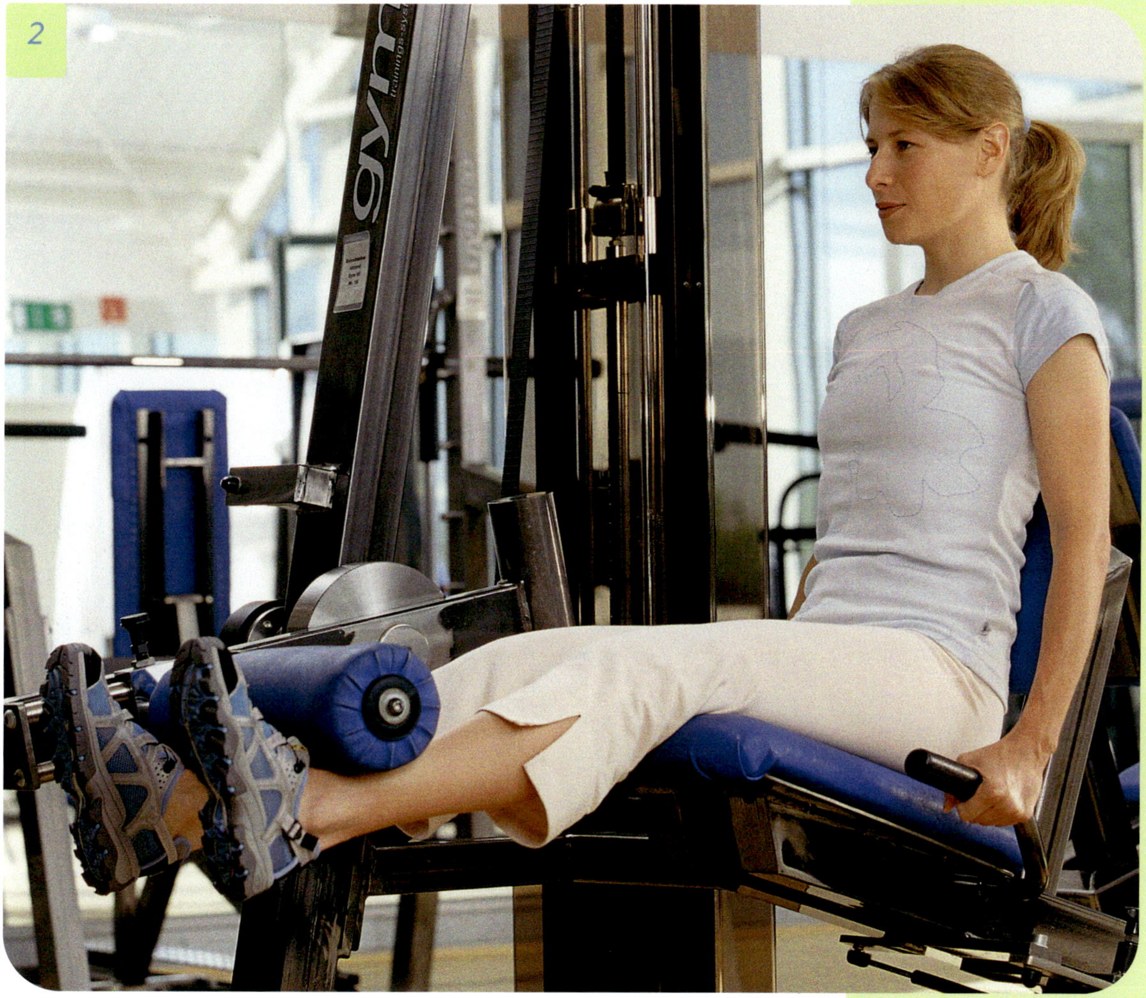

2

2 Übungsausführung

> Aus dieser Position heraus bringen Sie die Beine zur vollständigen Streckung und führen dann die Beine wieder so weit zurück, dass im Knie ein 90-Grad-Winkel entsteht. Diese Bewegung wiederholen Sie jetzt 90 Sekunden lang. Streck- und Beugevorgang dauern jeweils etwa drei Sekunden.

Variation

Sie können diese Übung auch sehr gut einbeinig ausführen. Das ist vor allem dann empfehlenswert, wenn ein Bein stärker ist als das andere und die dadurch vorhandene muskuläre Dysbalance ausgeglichen werden soll. Aber nach einiger Zeit des Trainings sollten Sie dann wieder zur beidbeinigen Ausführung übergehen.

Beincurler

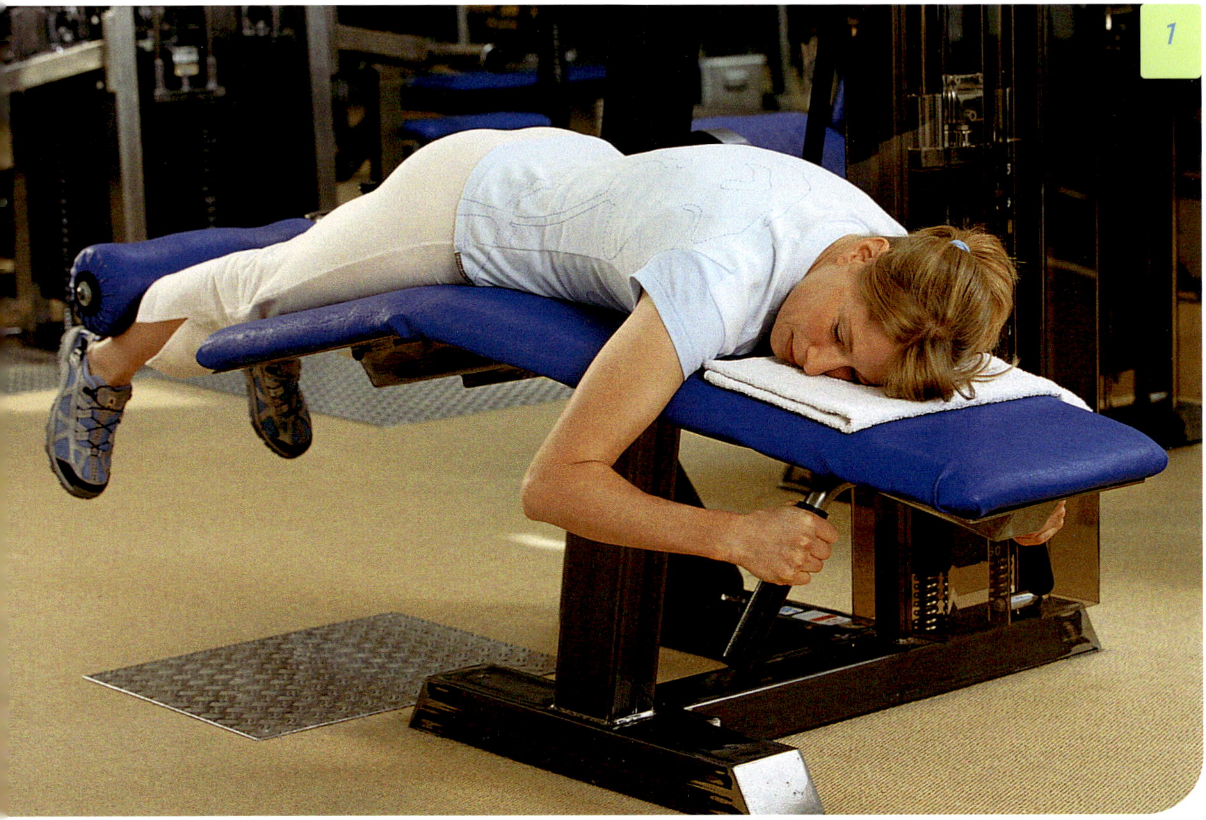

Trainierte Muskeln

Hintere Oberschenkelmuskulatur (M. biceps femoris), Wadenmuskel (M. gastrocnemius), Anteile des Gesäßmuskels (M. gluteus)

> **Tipp**
>
> > Wenn das Gewicht zu hoch gewählt ist, kann es leicht passieren, dass man ins Hohlkreuz fällt. Dann lieber die Belastung reduzieren.

1 Ausgangsposition

> Setzen Sie sich in das für diese Übung vorgesehene Gerät. Stellen Sie die Rückenlehne so ein, dass die Drehachse des Kniegelenks in Verlängerung der Geräteachse liegt. Bei manchen Geräten lässt sich der Oberschenkel mit einem Polster stabilisieren (ist aber nicht unbedingt nötig). Der ganze Rücken liegt fest am Polster an. Der untere Teil der Wadenmuskulatur liegt auf dem Polster auf.

2

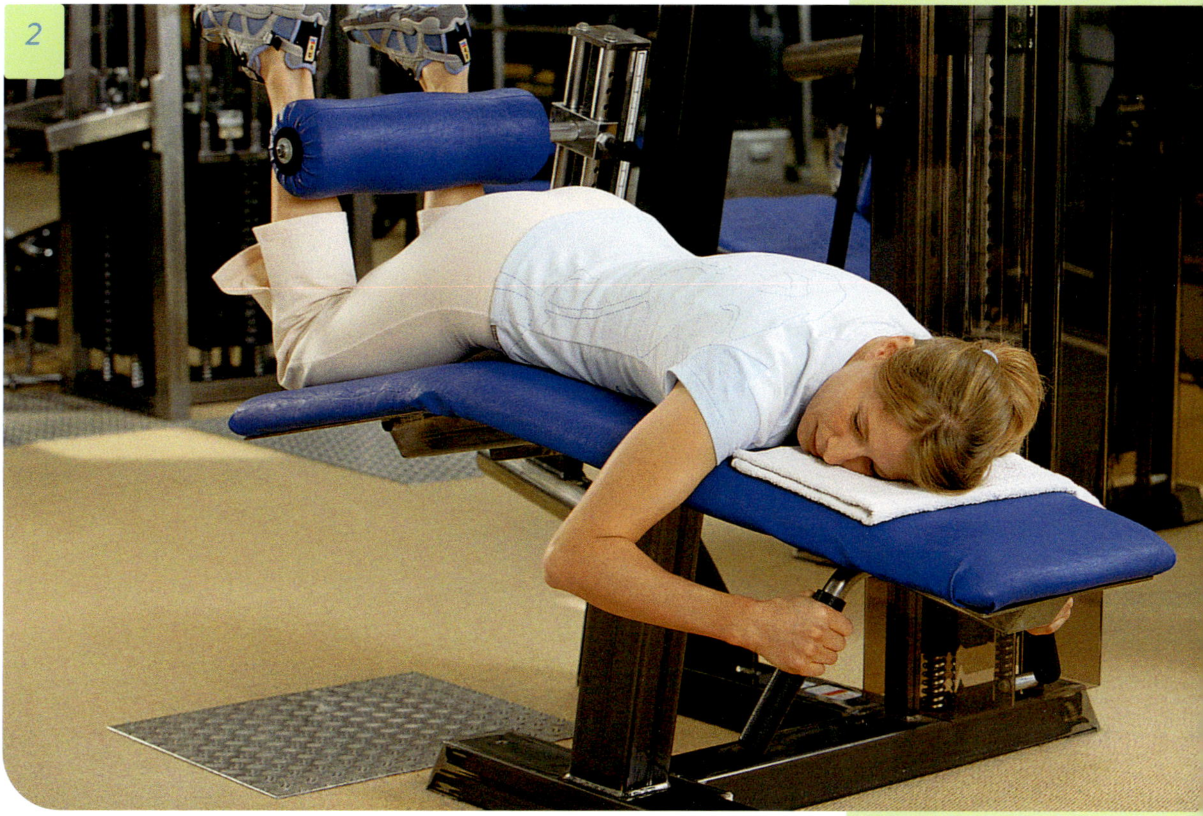

2 Übungsausführung

> Aus dieser Position heraus ziehen Sie die Unterschenkel langsam und ohne Schwung nach oben in Richtung Gesäß. Kurz halten und dann die Beine wieder langsam zur fast vollständigen Streckung bringen. Diese Bewegung wiederholen Sie jetzt 90 Sekunden lang. Der Streck- und der Beugevorgang dauern jeweils etwa drei Sekunden.

Die Übung sieht einfach aus, ist es aber nicht. Denn wer unter verkürzten Muskeln leidet, fällt schnell ins Hohlkreuz. Deshalb sollten Sie unbedingt darauf achten, dass das Becken immer aufliegt. Sollte das nicht funktionieren, empfehle ich ein Dehnprogramm.

Variation

Auch diese Übung können Sie einbeinig durchführen. Das ist dann empfehlenswert, wenn ein Bein stärker ist als das andere, um eventuelle Dysbalancen auszugleichen.

5

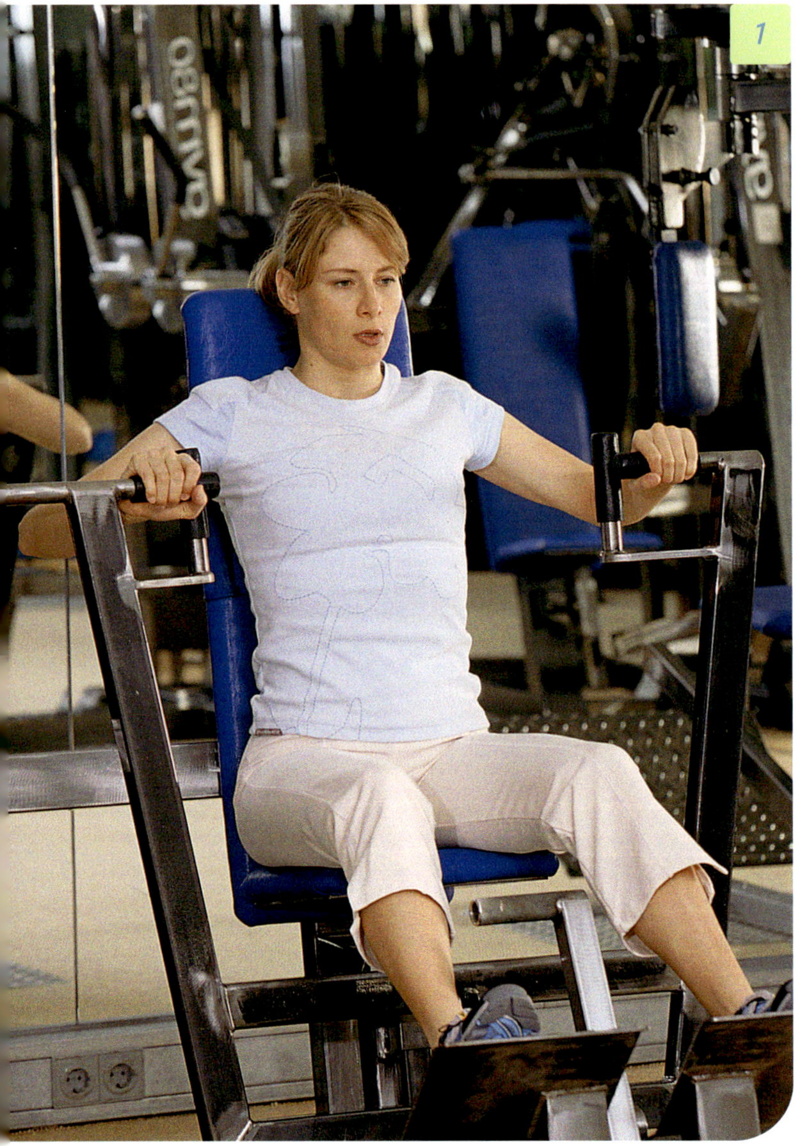

Tipp

> Beim Beugen der Arme sollten Sie die Ellenbogen nicht zu weit nach hinten führen, da sonst die Belastung für die Schultergelenke zu groß wird.

Bruststemme

Trainierte Muskeln

Großer Brustmuskel (M. pectoralis major), hintere Oberarmmuskulatur (M. triceps brachii)

1 Ausgangsposition

> Setzen Sie in das für die Übung vorgesehene Gerät. Stellen Sie die Füße schulterbreit auf und achten Sie auf vollständigen Rückenkontakt mit der Lehne. Umfassen Sie die Griffe (Handrücken zeigt nach oben), die in etwa schulterhoch eingestellt werden sollten. Die Ellenbogen sind angewinkelt und stehen seitlich ab.

2 Übungsausführung

> Drücken Sie das Gewicht nun langsam und ohne Schwung nach vorne bis zur nicht ganz vollständigen Streckung. Kurz halten und dann wieder beugen, ohne das Gewicht abzusetzen. Diese Bewegung wiederholen Sie jetzt 90 Sekunden lang. Strecken und Beugen dauern jeweils etwa drei Sekunden. Achten Sie während der ganzen Übung auf eine gleichmäßige Atmung. Gerade bei der Bruststemme kommt es schnell vor, dass man in die Pressatmung verfällt. Sollte das passieren, dann reduzieren Sie das Gewicht.

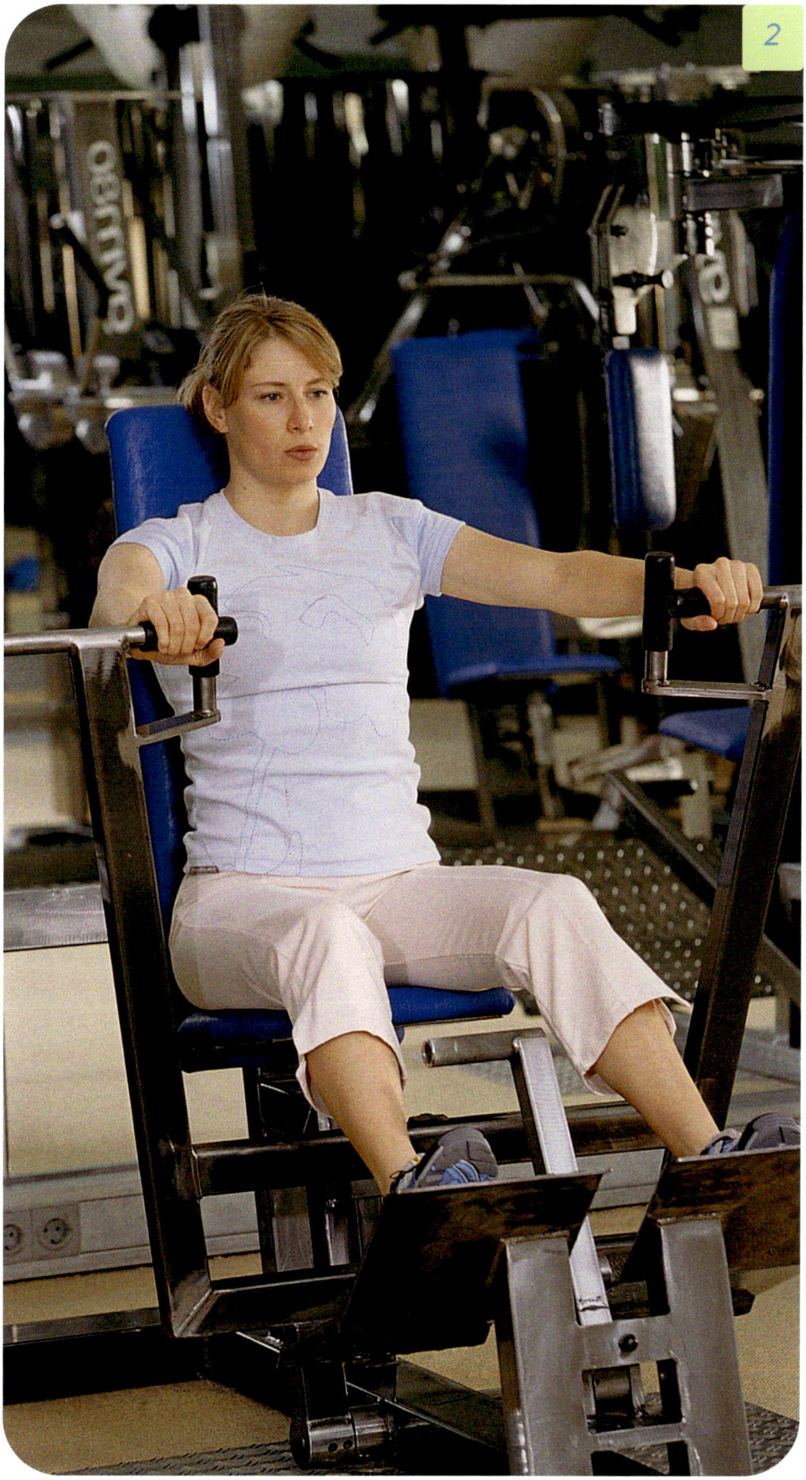

2

6

Variation

Eine weite Griffhaltung (nicht bei allen Geräten möglich) verstärkt die Wirkung auf den Brustmuskel. Manche Geräte sind entkoppelt, erlauben also eine alternierende Bewegung, was allerdings nur bei niedrigeren Gewichten empfehlenswert ist.

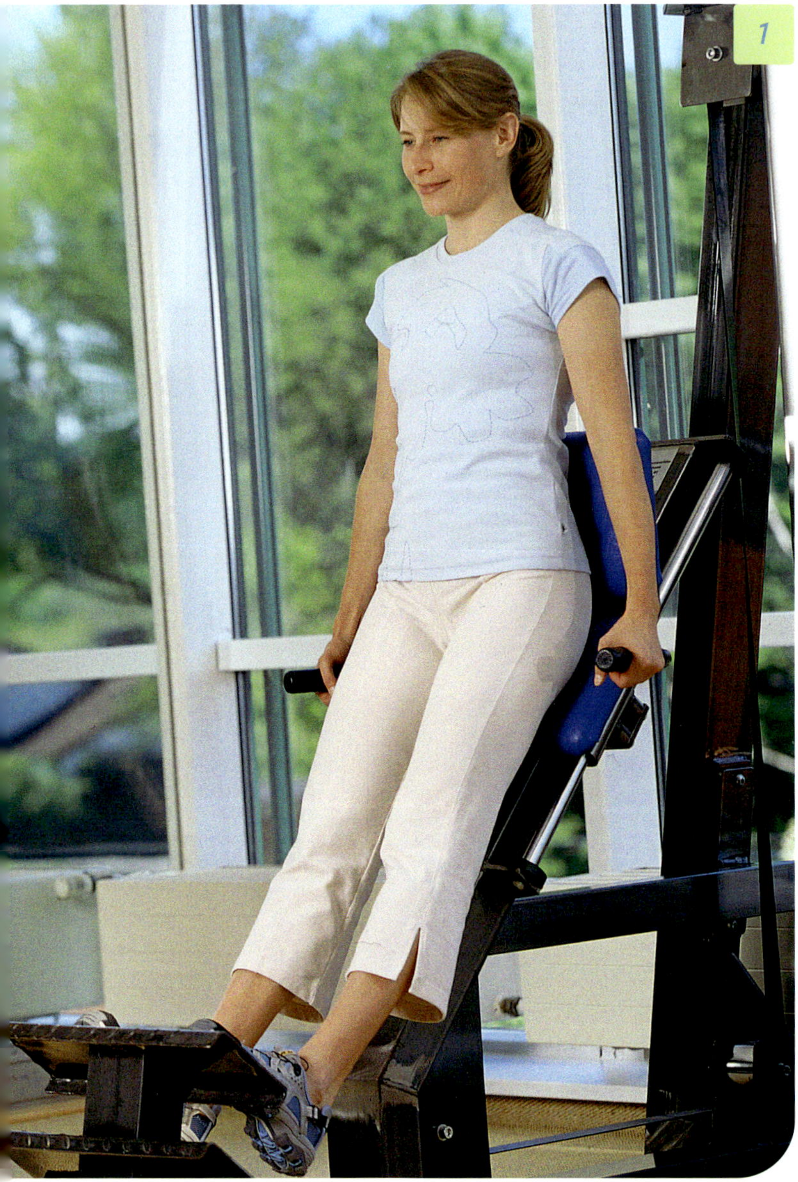

Wadentrainer

Trainierte Muskeln

Wadenmuskel (M. gastrocnemius), Schienbeinmuskel (M. tibialis)

1 Ausgangsposition

> Stellen Sie sich in das dafür vorgesehene Gerät und platzieren Sie die Fußballen korrekt auf der dafür vorgesehenen Plattform. (Manche Fitness-Studios haben Sitzgeräte. Bei diesen müssen Sie die Entfernung des Sitzes so einstellen, dass die Beine ganz leicht gebeugt sind). Zur Stabilisierung können Sie sich mit den Händen an den seitlichen Griffen festhalten.

2 Übungsausführung

> Drücken Sie sich allein mit der Kraft der Wadenmuskulatur nach oben, so dass es zu einer vollständigen Körperstreckung kommt. Kurz halten, dann die Füße langsam wieder in die Ausgangsposition zurückführen. Achten Sie darauf, dass das Gewicht nicht wieder aufsetzt,

Tipp

> Bei dieser Übung sollten Sie immer darauf achten, dass beide Füße gleich viel Druck auf die Trittfläche ausüben.

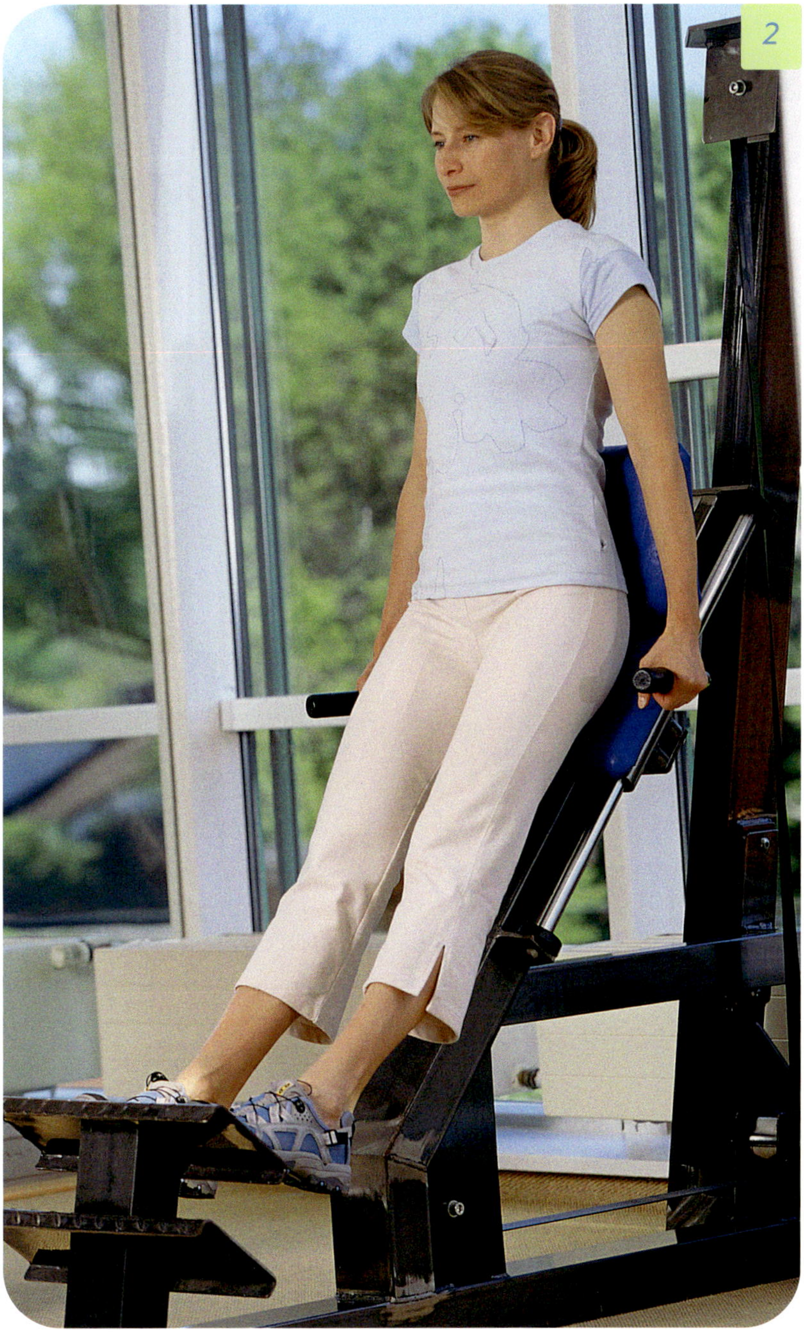
2

Variation
Sie können die Übung noch intensivieren, indem Sie aus der so genannten Vorspannung heraus arbeiten. Dabei sind die Füße bei Bewegungsbeginn schon angezogen.

7

Sie also permanent Spannung halten. Diese Bewegung wiederholen Sie jetzt 90 Sekunden lang. Der Streck- und der Beugevorgang dauern jeweils etwa drei Sekunden.

Bankdrücken

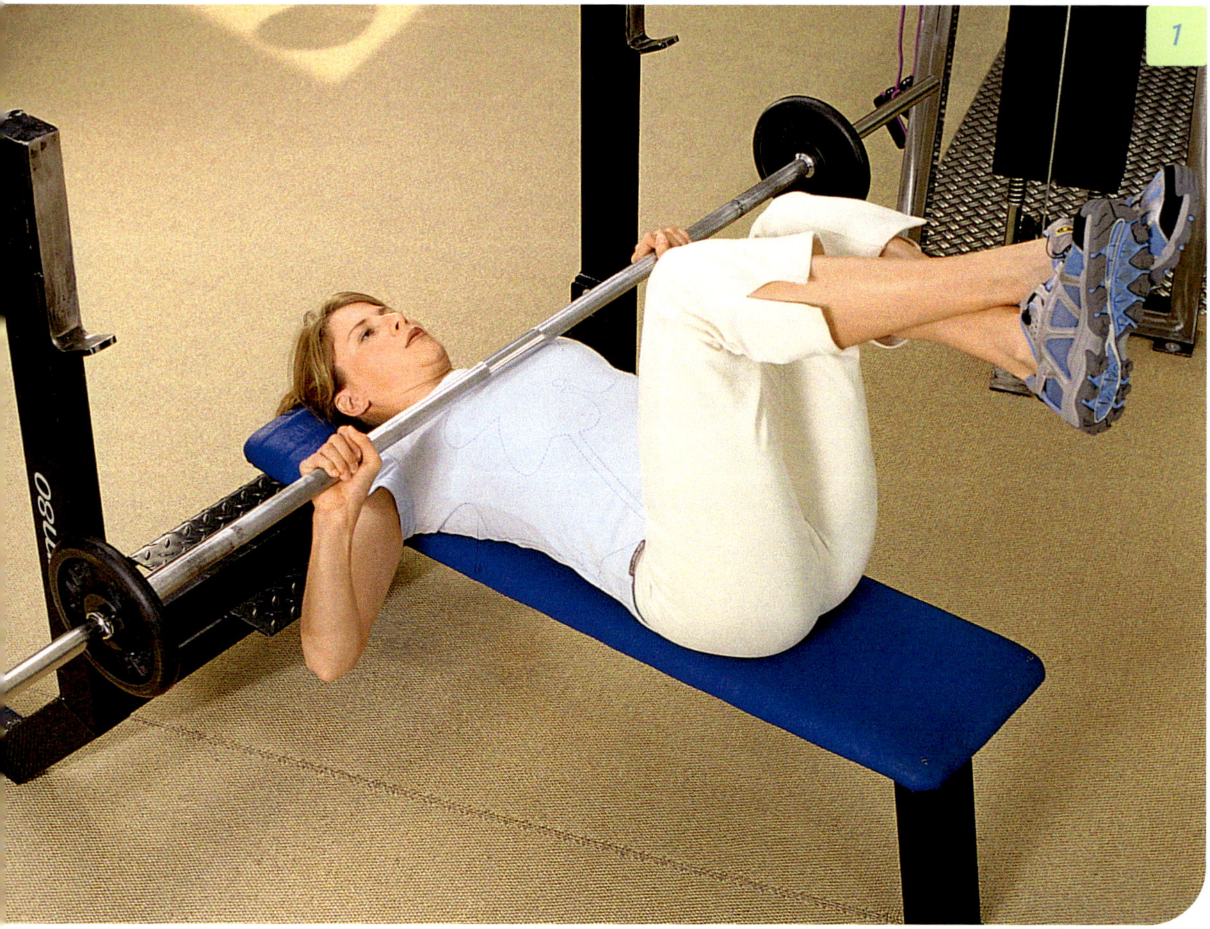

Trainierte Muskeln

Großer Brustmuskel (M. pectoralis major), hintere Oberarmmuskulatur (M. triceps)

Tipp

> Wer sich zu viel Gewicht zumutet, kann sich beim Heben der Hantel leicht ins Hohlkreuz drücken. In diesem Fall ist es besser, das Gewicht zu reduzieren.

1 Ausgangsposition

> Legen Sie sich mit dem Rücken auf eine Hantelbank. Anfänger sollten die Füße zur Stabilisierung auf eine Plattform oder dafür vorgesehene Vorrichtung stellen. Umfassen Sie die in der Halterung liegende Hantelstange in einem weiten Griff (deutlich mehr als schulterbreit) und heben Sie sie aus der Verankerung.

8

2 Übungsausführung

> Senken Sie die Hantelstange langsam bis kurz vor die Brust ab (nicht aufsetzen) und führen Sie sie dann ebenso langsam wieder bis zur fast vollständigen Streckung. Diese Bewegung wiederholen Sie nun 90 Sekunden lang. Senken und Heben der Hantel dauern jeweils etwa drei Sekunden.

Variation

Wer schon etwas Übung hat, kann die Beine auch anheben und angewinkelt halten. Das bedeutet Mehrarbeit für die Muskeln, weil sie das Gleichgewicht halten müssen.
Tipp: Diese Übung hat es in sich. Bitten Sie einen Trainer, sich an das Kopfende zu stellen und Hilfestellung zu leisten.

2

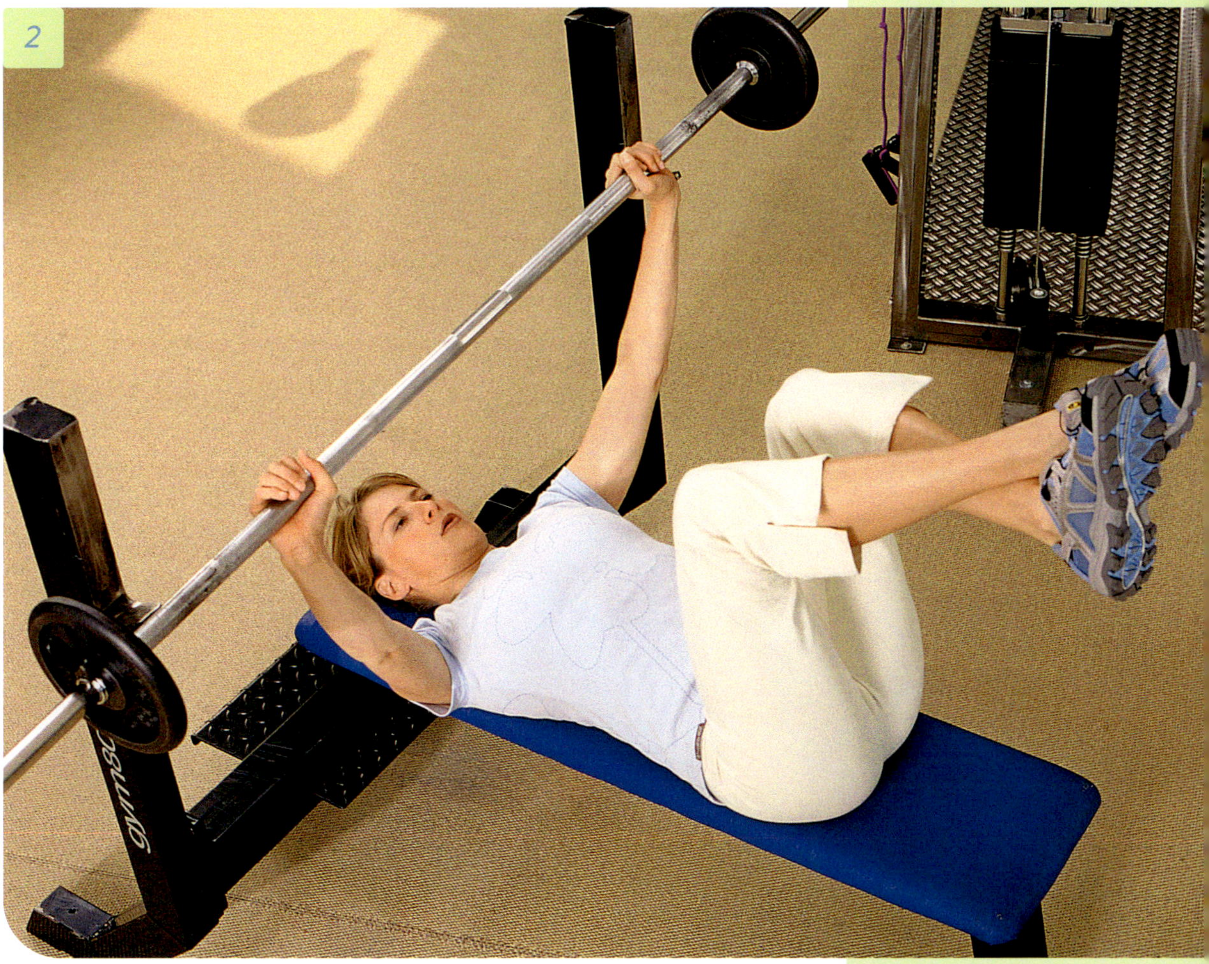

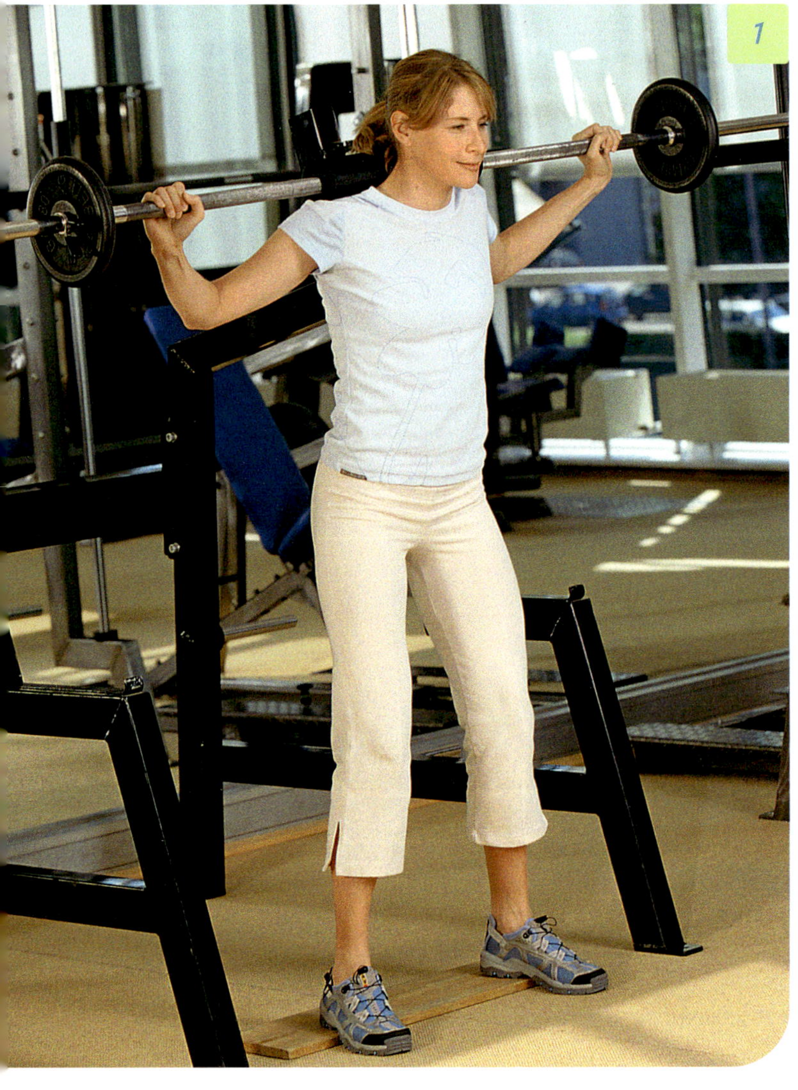

Kniebeugen

Trainierte Muskeln

Großer und mittlerer Gesäßmuskel (M. gluteus maximus und medius), vordere Oberschenkelmuskulatur (M. quadriceps femoris), Wadenmuskel (M. gastrocnemius)

1 Ausgangsposition

> Diese Übung können Sie entweder an einer geführten Hantelstange oder auch mit einer Freihantel durchführen. Stellen Sie sich etwas mehr als hüftbreit hin, die Füße zeigen minimal nach außen, die Hantelstange platzieren Sie hinter Ihrem Kopf auf dem Kapuzenmuskel (unbedingt den Trainer fragen).

2 Übungsausführung

> Aus dieser Position heraus senken Sie das Gesäß ab, indem Sie die Knie bis zu einem 90-Grad-Winkel beugen. Der stets gerade Oberkörper wird

Tipp

> Auf zwei Dinge müssen Sie bei dieser Übung achten: Nehmen Sie den Kopf nicht in den Nacken (kann leicht passieren) und führen Sie die Knie beim Absenken stets über die Fußspitzen. Manchmal wird zur Verstärkung der Übung empfohlen, sich weiter als 90 Grad zu beugen. Das ist aber sehr belastend für die Kniegelenke.

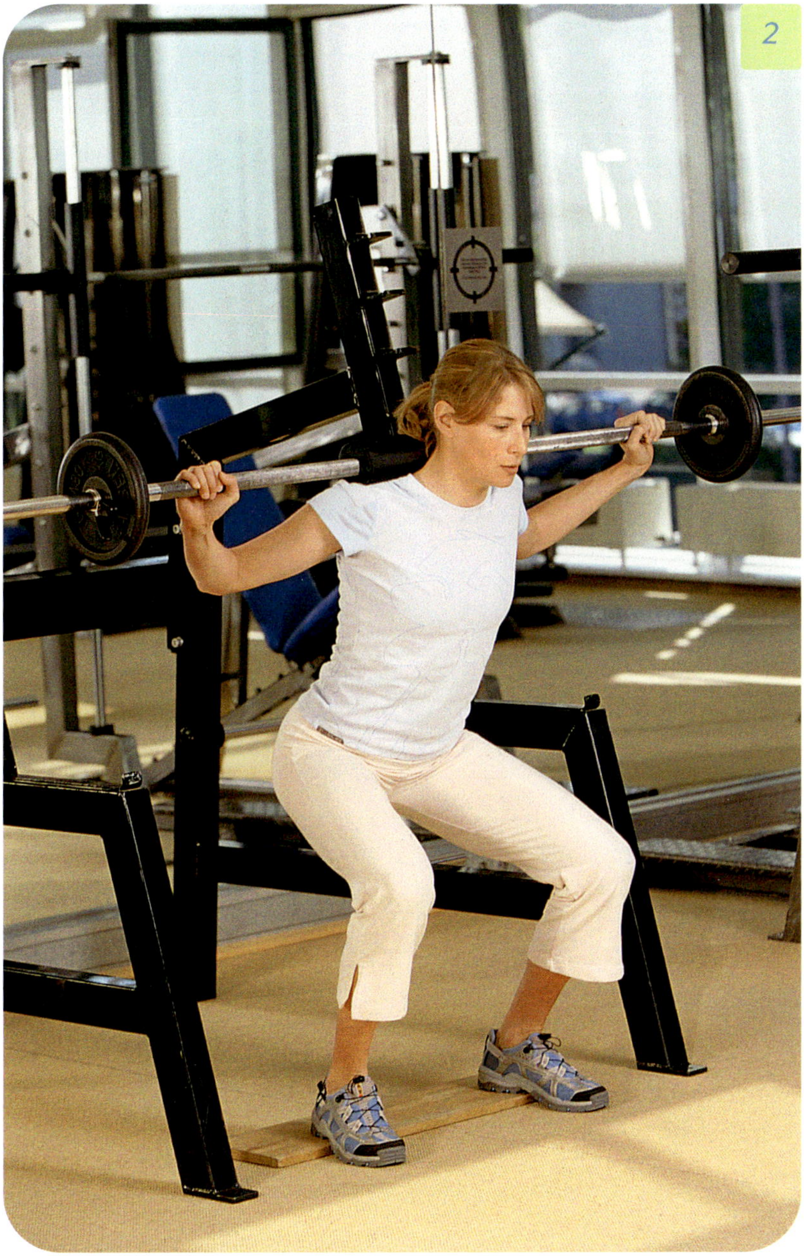

dabei immer weiter nach vorne geneigt. Der ganze Fuß bleibt stets auf dem Boden. Dann das Gesäß wieder heben, ohne die Beine zur vollständigen Streckung zu bringen. Diese Bewegung wiederholen Sie jetzt 90 Sekunden lang. Hebe- und Senkvorgang dauern jeweils etwa drei Sekunden.

Bizepstrainer

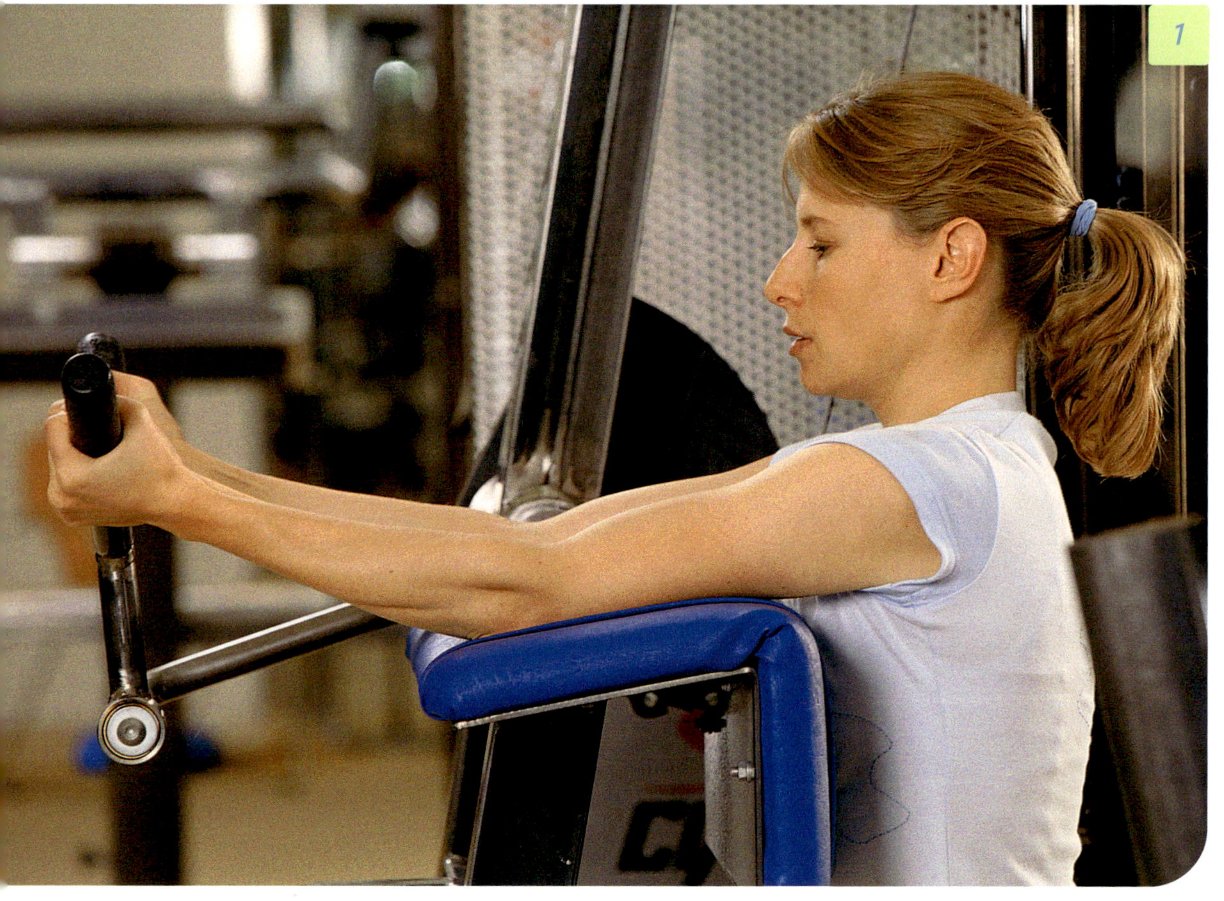

1

Trainierte Muskeln

Armbeuger (M. biceps brachii und M. brachialis)

1 Ausgangsposition

> Setzen Sie sich mit aufrechtem Oberkörper an das für diese Übung vorgesehene Gerät. Platzieren Sie die Oberarme parallel auf dem Polster. Das Ellenbogengelenk verläuft in Drehachse des Gerätes. Umfassen Sie die Griffe, die Handinnenflächen zeigen nach oben. Konzentrieren Sie sich auf eine gleichmäßige Atmung.

Tipp

> Es ist ganz wichtig, dass die Ellenbogengelenke stets die gleiche Position innehaben und dass Sie die Schultern während der Übung nicht nach oben ziehen.

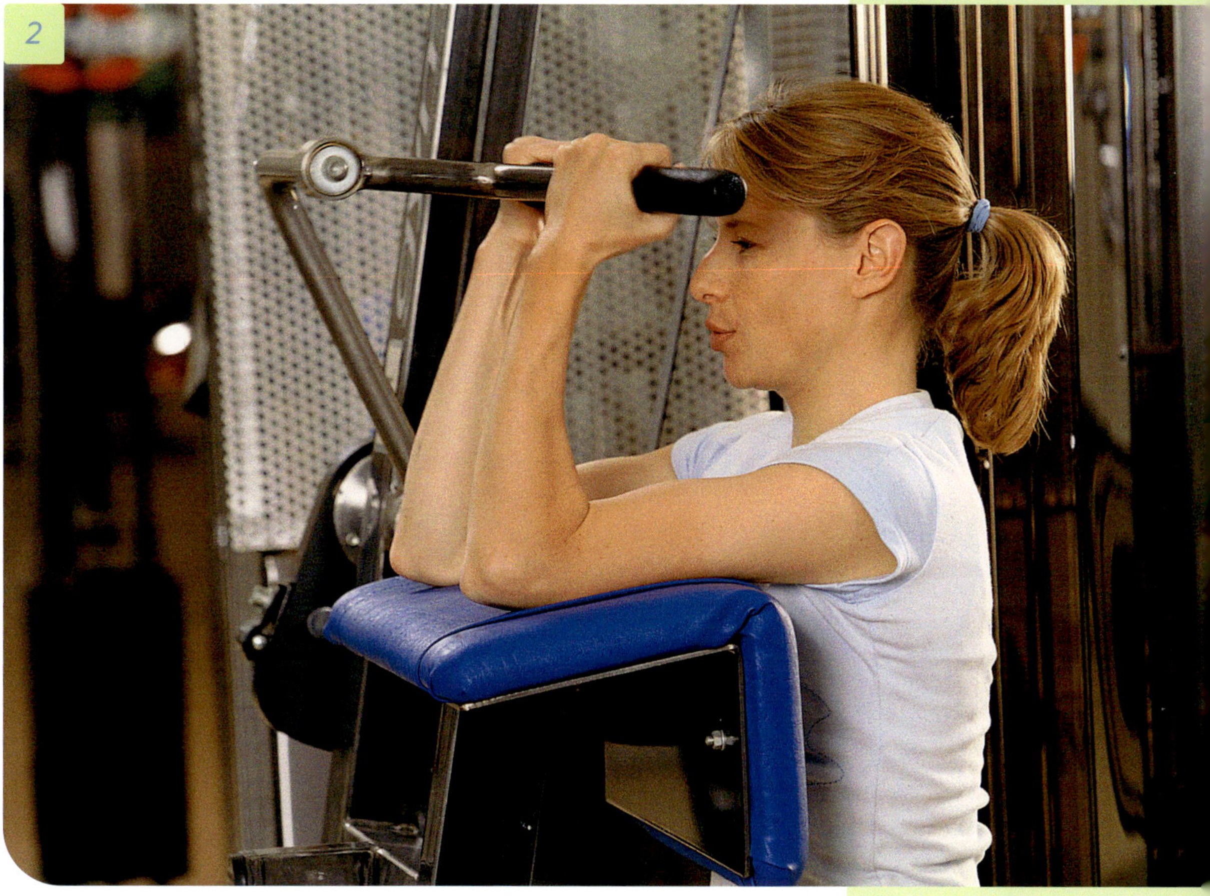

2 Übungsausführung

> Beugen Sie die Arme langsam und ohne Schwung in einer gleichmäßigen Bewegung, bis die Ellenbogen über 90 Grad angewinkelt sind. Kurz halten und dann die Arme wieder bis zur nicht vollständigen Streckung bringen. Diese Bewegung wiederholen Sie nun 90 Sekunden lang. Beugen und Strecken dauern dabei jeweils etwa drei Sekunden.

Variation

Manche Geräte verfügen über bewegliche Griffe, um die Handposition beim Beugen zu variieren (Trainer fragen). Noch effektiver wird es, wenn Sie die gleiche Übung mit Freihanteln (Lang- oder Kurzhantel) durchführen (siehe Seite 88). Beim Freihanteltraining ist eine gute Spannung von Bauch, Po und Rücken besonders wichtig, um nicht ins Hohlkreuz zu fallen.

10

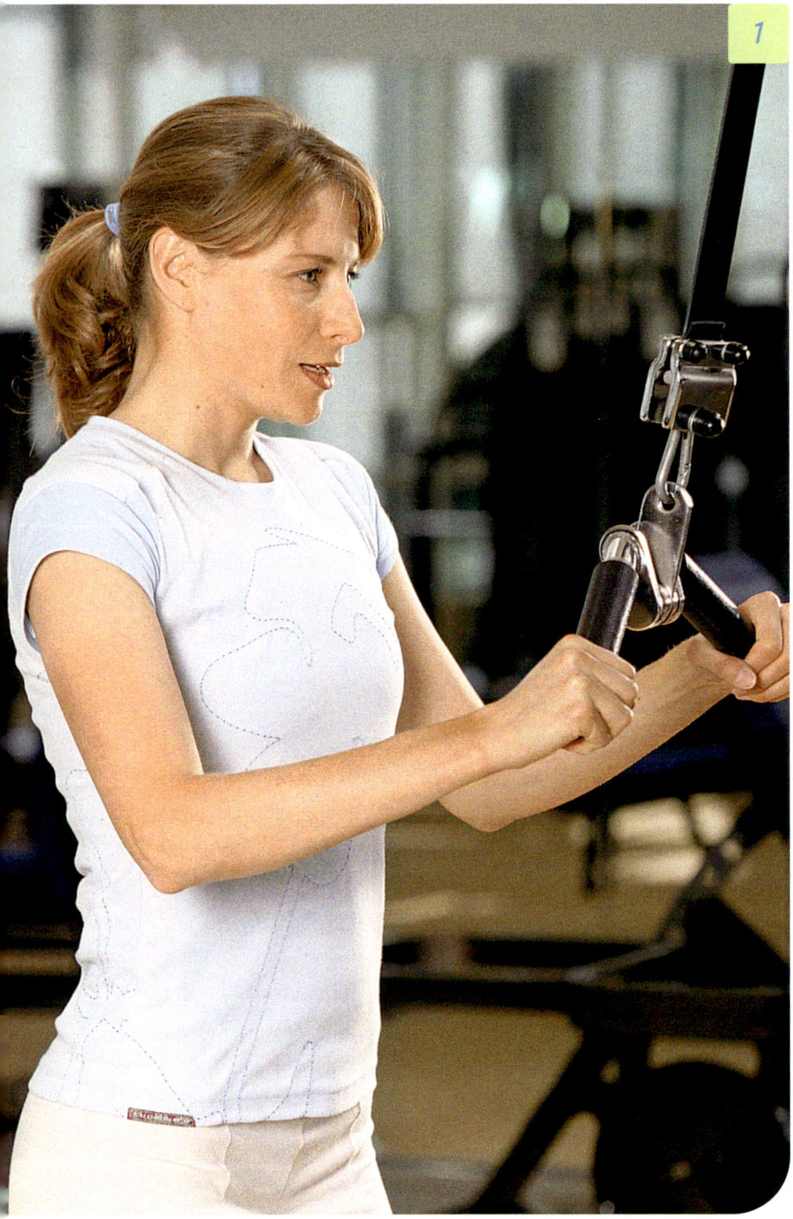

Trizepstrainer

Trainierte Muskeln

Hintere Oberarmmuskulatur (M. triceps brachii)

1 Ausgangsposition

> Stellen Sie sich an das dafür vorgesehene Gerät. Auch hier gibt es von Studio zu Studio unterschiedliche Geräte. Umfassen Sie das Seil und führen Sie die Schultern leicht nach hinten. Stellen Sie sich schulterbreit hin und gehen Sie ganz leicht in die Kniebeuge, so dass Sie einen festen und sicheren Stand haben. Der Kopf ist aufrecht, der Blick geht nach vorne

2 Übungsausführung

> Führen Sie die Seile nun nach unten bis zur fast vollständigen Streckung der Arme, kurz halten und dann die Arme wieder bis zum 70-Grad-Winkel beugen. Diese Bewegung wiederholen Sie jetzt 90 Sekunden lang. Strecken und Beugen dauern jeweils etwa drei Sekunden. Wenn Sie ins Hohlkreuz fallen, reduzieren Sie das Gewicht.

Achtung

> Diese Übung verleitet sehr schnell zu abrupten und schnellen Bewegungen. Das sollten Sie vermeiden.

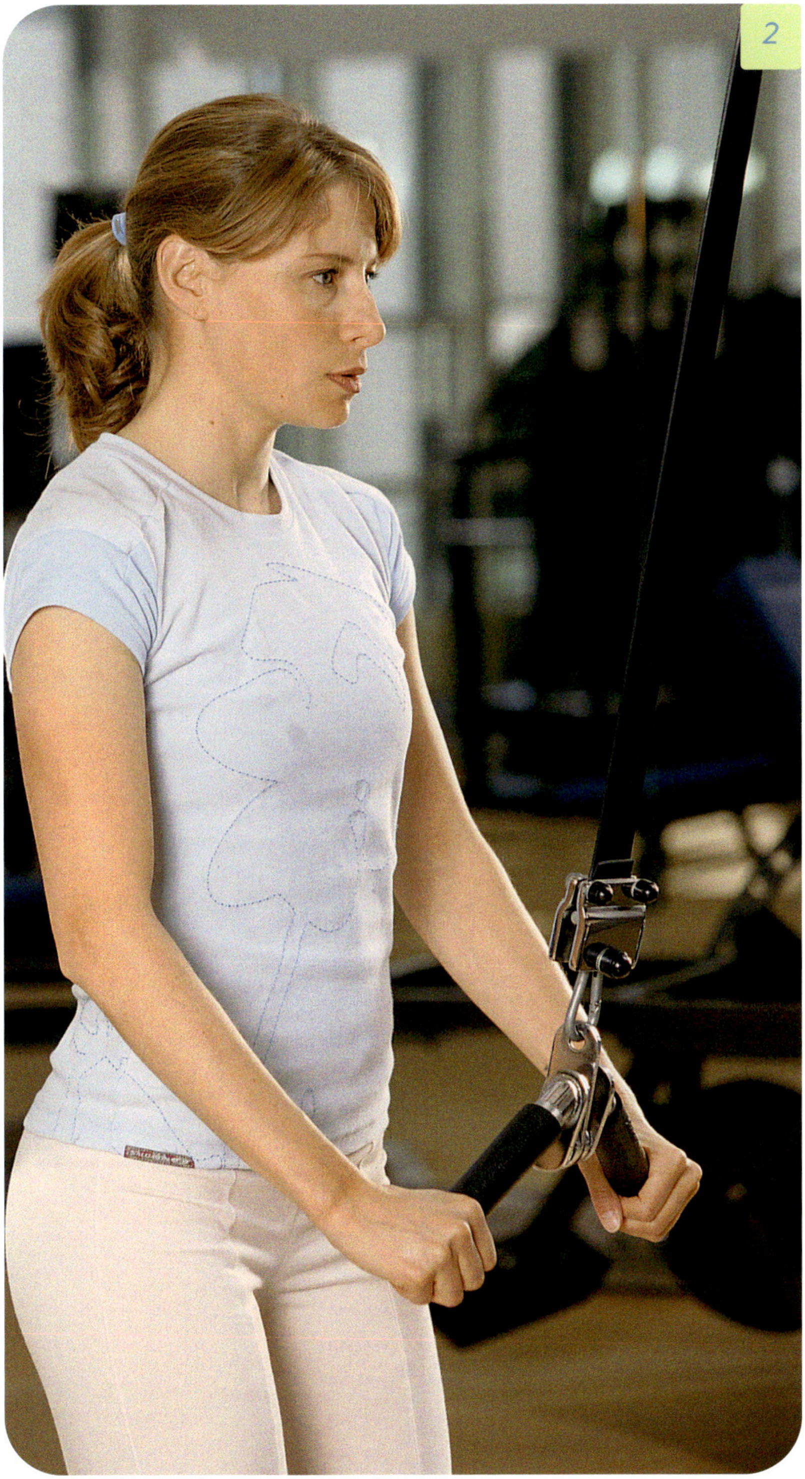

Variation

Diese Übung lässt sich auch sehr gut an einem entsprechenden Gerät im Sitzen absolvieren. Fragen Sie den Trainer.

11

Beinstemme

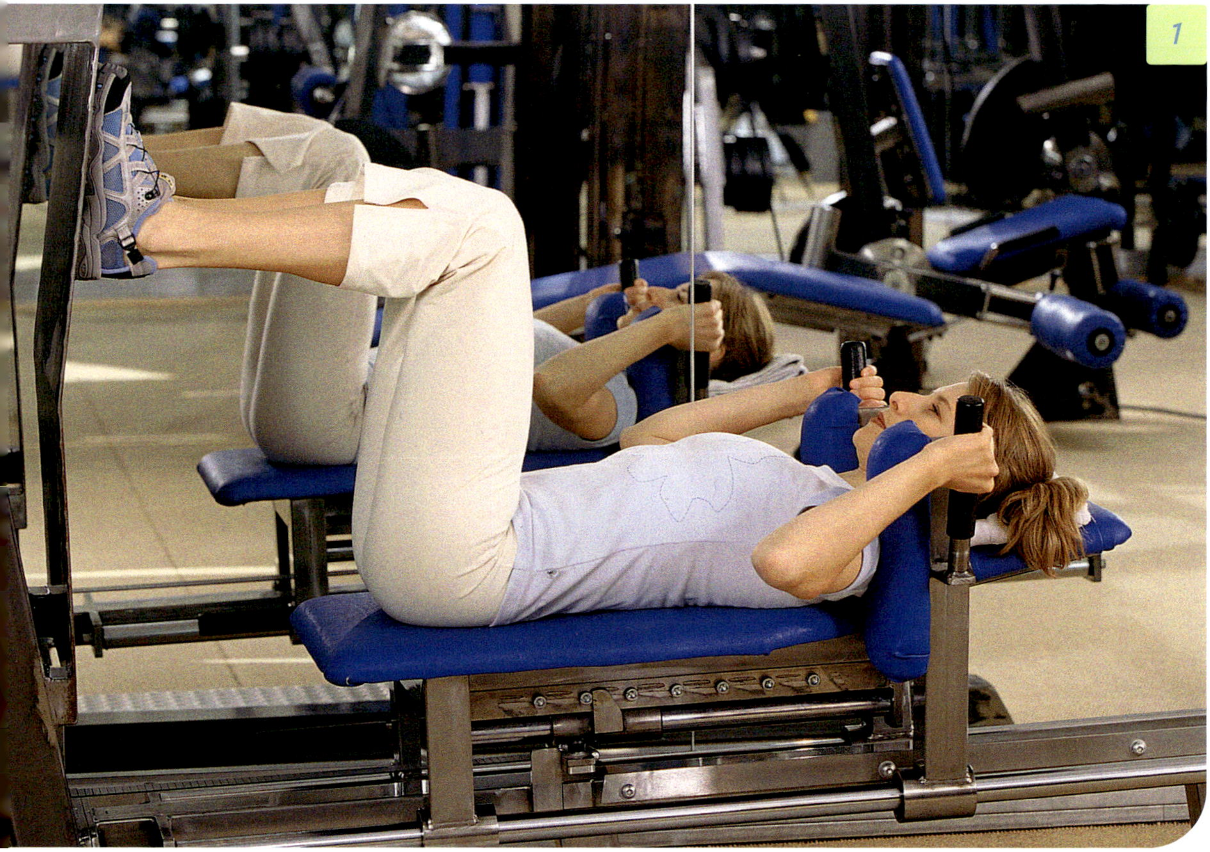
1

Trainierte Muskeln

Vordere Oberschenkelmuskulatur (M. quadriceps femoris), großer Gesäßmuskel (M. gluteus maximus), Wadenmuskel

Tipp

> Achten Sie beim Beugen der Beine darauf, dass Sie die Knie stets genau über die Fußspitzen führen. Geschieht dies nicht, werden die Kniegelenke über die Maßen strapaziert.

1 Ausgangsposition

> Setzen oder legen Sie sich in das für diese Übung vorgesehene Gerät (die Ausführung des Gerätes kann wieder von Studio zu Studio variieren). Stellen Sie die Füße etwas mehr als hüftbreit auf die Platte, die Füße zeigen dabei ganz leicht nach außen. Die Beine sind etwas mehr als 90 Grad gebeugt. Zur Stabilisierung können Sie sich mit den Händen an den seitlichen Griffen festhalten.

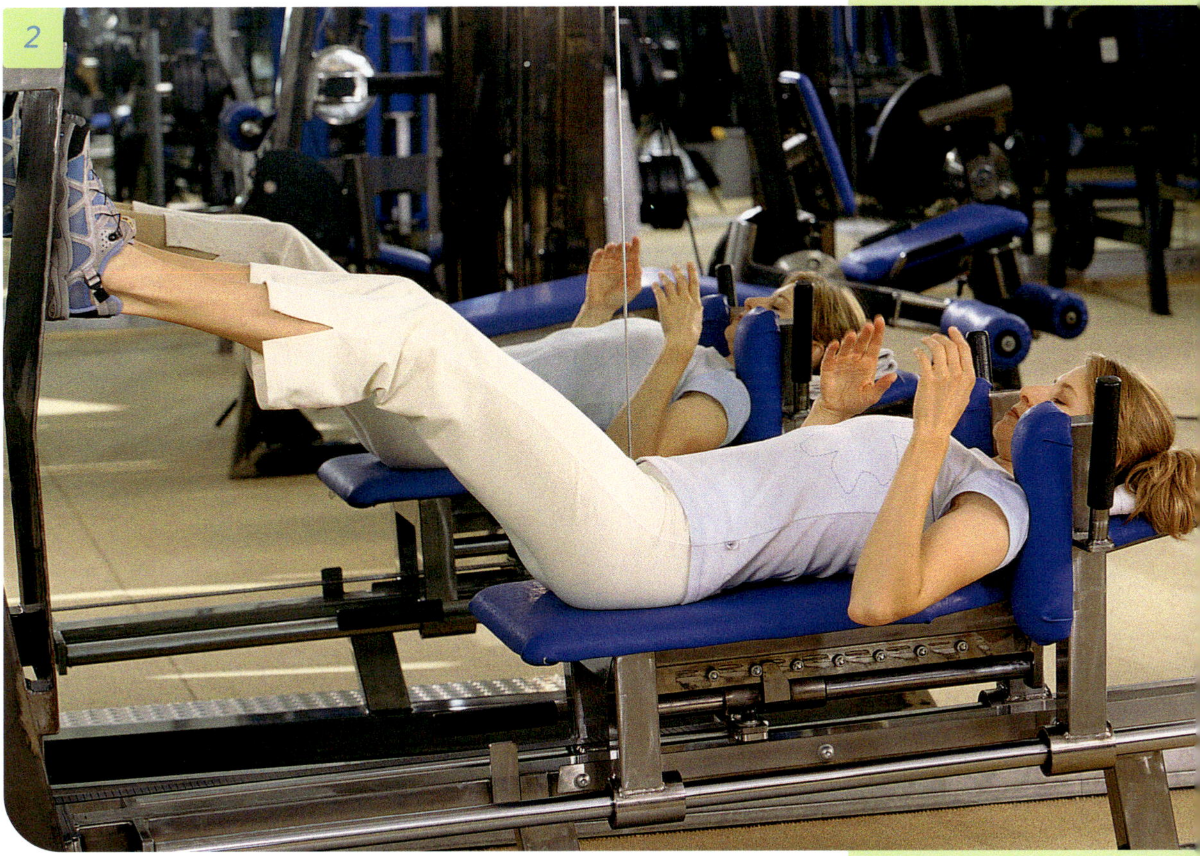

2 Übungsausführung

> Aus dieser Position heraus drücken Sie nun die Platte bis zur fast vollständigen Streckung der Beine langsam nach vorne. Dann beugen Sie sie wieder bis zum 90-Grad-Winkel. Diese Bewegung wiederholen Sie jetzt 90 Sekunden lang. Streck- und Beugevorgang dauern jeweils etwa drei Sekunden.

Achten Sie darauf, dass beim Beugen der Beine die Knie über die Fußspitzen geführt werden.

Variation

Je weiter oben Sie die Füße auf der Platte platzieren, desto anstrengender wird es für die Gesäßmuskulatur. Wenn Sie die Füße dagegen tiefer platzieren wird der vordere Oberschenkelmuskel stärker gefordert. Wählen Sie zunächst eine mittlere Position. Wenn Sie unsicher sind, bitten Sie einen der Trainer im Fitness-Studio um Hilfe und lassen Sie sich beim ersten Mal kontrollieren.

So finden Sie das richtige Studio

Viele moderne Fitness-Studios haben sich in wahre Wellness-Tempel verwandelt. Aber trotz aller verlockenden Angebote, die Sie auch nutzen sollten, nicht das eigentliche Training vergessen!

Wenn Ihnen das Training zu Hause nicht so viel Spaß macht, Sie lieber unter Leuten sind und die Motivation steigt, wenn Sie sehen, dass auch andere sich um Ihre Fitness kümmern, dann ist ein Fitness-Studio vielleicht genau das Richtige für Sie. Doch bei der Auswahl haben Sie die Qual der Wahl. Welches der insgesamt 6500 Studios ist das richtige für mich? Die Vielfalt ist verwirrend und auf den ersten Blick lassen sich nur die extremen Vertreter der Branche unterscheiden. Da gibt es zum einen die reinen »Muckibuden« der Bodybuilder. Sie sind leicht an den großen Hanteln, den massiven Gewichten und Trainern zu erkennen, die vor Kraft kaum laufen können. Zum anderen sind die feinen Gesundheitsstudios mit ihren medizinischen Apparaturen leicht zu identifizieren. Bei allem, was dazwischen liegt, hilft nur gründliche Recherche.

Die wichtigsten Tipps

> Das Fitness-Studio sollte gut erreichbar sein. Lange Anfahrtswege werden schnell lästig.

> Schauen Sie sich nicht nur die Ausstattung und die Trainer an, sondern auch die Leute, die dort trainieren.

> Absolvieren Sie ein Probetraining. Das ist entweder kostenlos oder wird mit der späteren Mitgliedschaft verrechnet.

> Achten Sie auf die Qualifikation der Mitarbeiter. Optimal ist es, wenn wenigstens ein Trainer Diplom-Sportlehrer und auch ein Physiotherapeut vor Ort ist.

> Prüfen Sie das Angebot des Studios. Fitness besteht aus den Bereichen Kraft, Ausdauer und Beweglichkeit. Sie benötigen also einen Gerätepark mit sicheren Maschinen.

> Ganz wichtig ist der Umgangsstil des Personals. Die Mitarbeiter müssen freundlich und auch im größten Stress jederzeit ansprechbar sein.

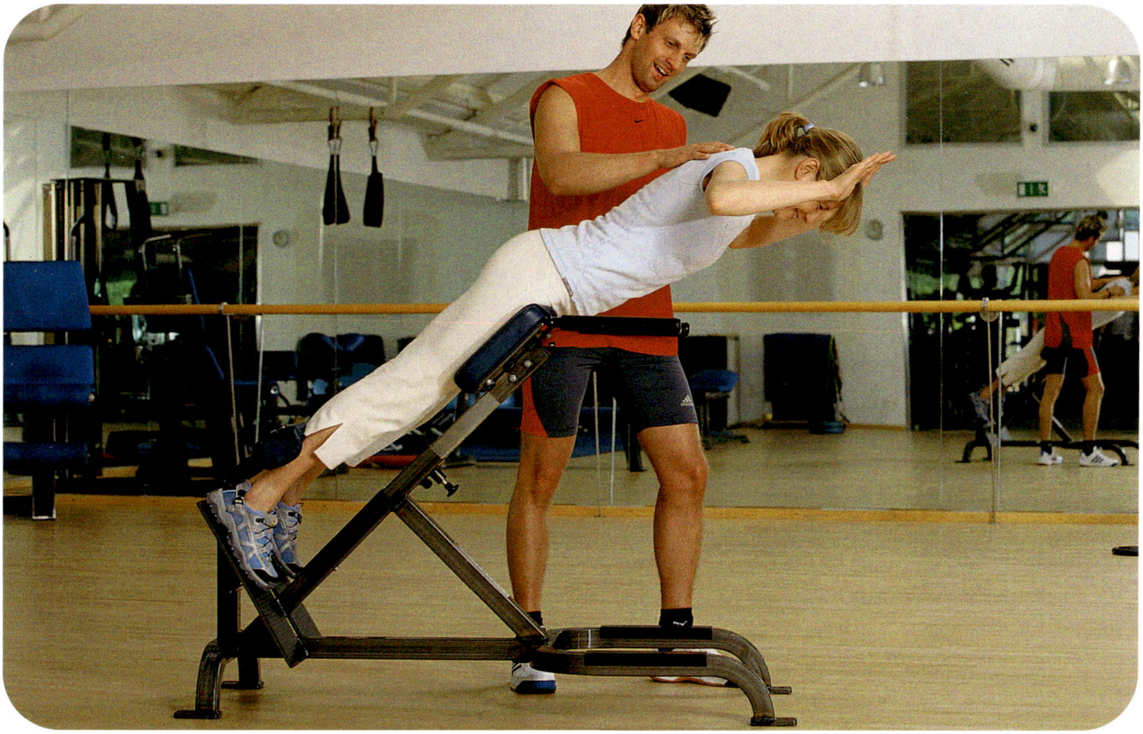

> Zum Wohlfühlen gehört auch die allgemeine Sauberkeit in den Umkleide- und Sanitärräumen. Zählen Sie die Garderobenschränke, in die Sie auch einen Mantel hängen können, und machen Sie ruhig eine Staubprobe.

> Bevor Sie einen Vertrag unterzeichnen, sollten Sie das Kleingedruckte beachten. Ein gutes Studio bietet flexible Laufzeiten. Je länger die Mitgliedschaft, desto günstiger sollte es werden. Tipp: Schließen Sie zu Beginn nur ein oder zwei Monate ab (auch wenn es teurer ist). Erst wenn Sie sicher sind, sollten Sie einen längeren Vertrag abschließen.

> Gute Studios entlassen Sie auch aus längeren Verträgen, wenn sich die Lebensumstände ändern (Umzug, Schwangerschaft).

> Wichtig zu wissen: Mit einem ärztlichen Attest können Sie sofort kündigen (Paragraph 626 BGB - Urteil LG Dortmund).

> Gütesiegel halten meist nicht das, was sie versprechen. Nur das RAL-Gütesiegel wird von einer unabhängigen und neutralen Institution (Gütegemeinschaft Gesundheitssportzentrum Köln) verliehen.

Der große Vorteil eines guten Studios gegenüber dem Heimtraining: Sie können jederzeit einen versierten Trainer um Hilfe bitten.

Der optimale Fitness-TÜV

Die meisten Studios werben gerne damit, dass Sie die allerneuesten Geräte aufbieten können. Auf den Geräte-TÜV können Sie sich dabei allerdings nicht verlassen. Der prüft nur, ob die technische Sicherheit gewährleistet ist. Deshalb an dieser Stelle ein paar Tipps, wie Sie gute Geräte erkennen können.

Gewichte

Besonders für Anfänger ist es wichtig, dass sich die Gewichte so niedrig einstellen lassen, dass man problemlos das Slow-Motion-Fitness-Programm absolvieren kann. Abstufungen von 2,5 Kilogramm sind optimal.

Verstellmöglichkeiten

Jedes Fitness-Gerät muss so einstellbar sein, dass es den individuellen Körpermaßen angepasst werden kann. Das gilt für Sitze, Rückenlehnen und Hebelarme. Skalen erleichtern dabei die Einstellung.

Bedienung

Alle Geräte sollten sich dadurch auszeichnen, dass langes Rumhantieren nicht nötig ist. Unkomplizierte Handgriffe, die auch technisch nicht versierte Personen sofort verstehen - das zeichnet ein gutes Fitness-Gerät aus.

Pflegezustand

Alle beweglichen Geräteteile müssen reibungsarm und geräuschlos laufen. Quietschende Stangen oder knirschende Ketten deuten immer auf einen schlechten Zustand der Maschinen hin.

Daran erkennen Sie ein gutes Ausdauergerät

Widerstand

Ob Fahrrad- oder Ruderergometer - der Widerstand sollte exakt der individuellen Leistungsfähigkeit angepasst werden können. Ideal ist eine Anzeige per Display mit Einstufungen über die Wattzahl.

Verstellmöglichkeiten

Sattelhöheneinstellung, Lenkerpositionsverstellmöglichkeiten: Das sollte alles selbstverständlich sein.

Belastungskontrolle

Am besten sind die Geräte, die ein eingebautes Pulsmessgerät besitzen. Die Messung kann über Sensoren am Griff oder über Ohrclips und Brustgurte erfolgen.

Vielseitigkeit

Ein Fahrradergometer reicht nicht aus. Gute Studios bieten auch Laufbänder, Stepper, Skilanglauftrainer, Rudergeräte oder Climber an.

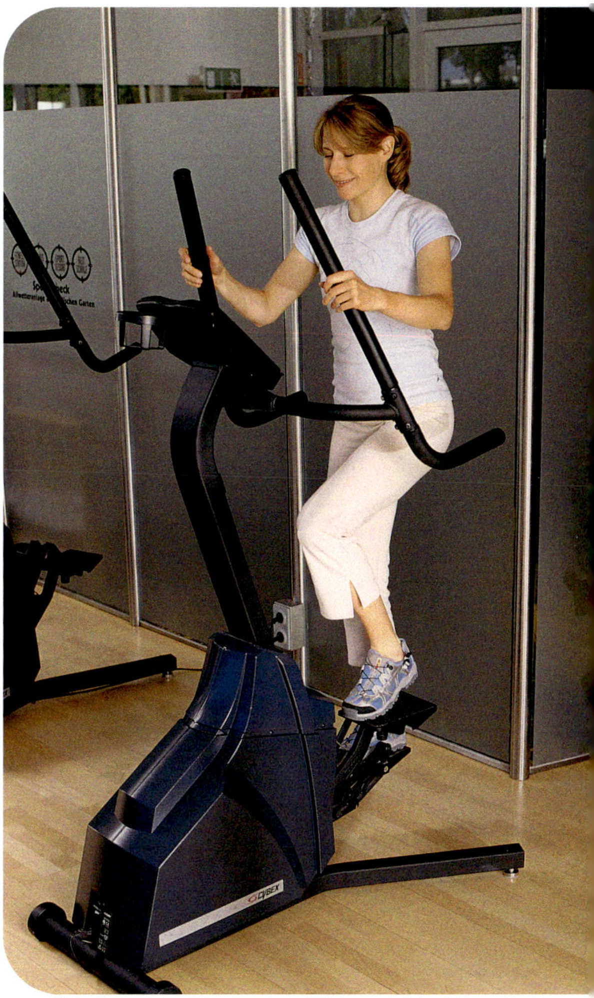

Nicht nur die Muskelmaschinen, auch Ausdauergeräte wie Stepper, Laufband oder Fahrradergometer wollen richtig bedient werden. Lassen Sie sich vor Gebrauch alles genau erklären.

Vereine rüsten nach

Mittlerweile gibt es in Deutschland mehr als 1000 Vereinsanlagen, die sich nicht selten mit kommerziellen Anlagen messen können. Das ist meist günstiger als der Vertrag in einem Fitness-Studio, allerdings muss man eine Mitgliedschaft in dem jeweiligen Verein eingehen. Ganz neu ist eine Initiative des Deutschen Sportbunds, der bei den Vereinsanlagen jetzt eine Qualitätssicherung anstrebt. Das Gütesiegel »Sport Pro Gesundheit« soll den Sportvereinen nicht nur neue Mitglieder bescheren, sondern auch der Orientierung dienen. Eine mit diesem Siegel versehene Anlage können sogar Sportmediziner guten Gewissens empfehlen und fördern zudem die Zusammenarbeit mit den Krankenkassen.

Krankenkassen machen fit

Die Techniker Krankenkasse hat es vorgemacht, zahlreiche andere Versicherer ziehen nach: Für den Besuch eines Fitness-Centers gibt es entweder Bonuspunkte, Beitragssenkungen oder gar Geld. Der Grund ist ein 2004 verabschiedetes Gesetz, dass es den gesetzlichen Krankenkassen erlaubt, Kunden mit Zusatzangeboten zu werben. Also fragen Sie ruhig bei Ihrer Kasse nach, bevor Sie einen Vertrag in einem Studio unterschreiben. Und auch alle, die bereits Mitglied sind, sollten bei ihrer Krankenkasse nachfragen, ob das Gesundheitsengagement nicht vielleicht honoriert wird.

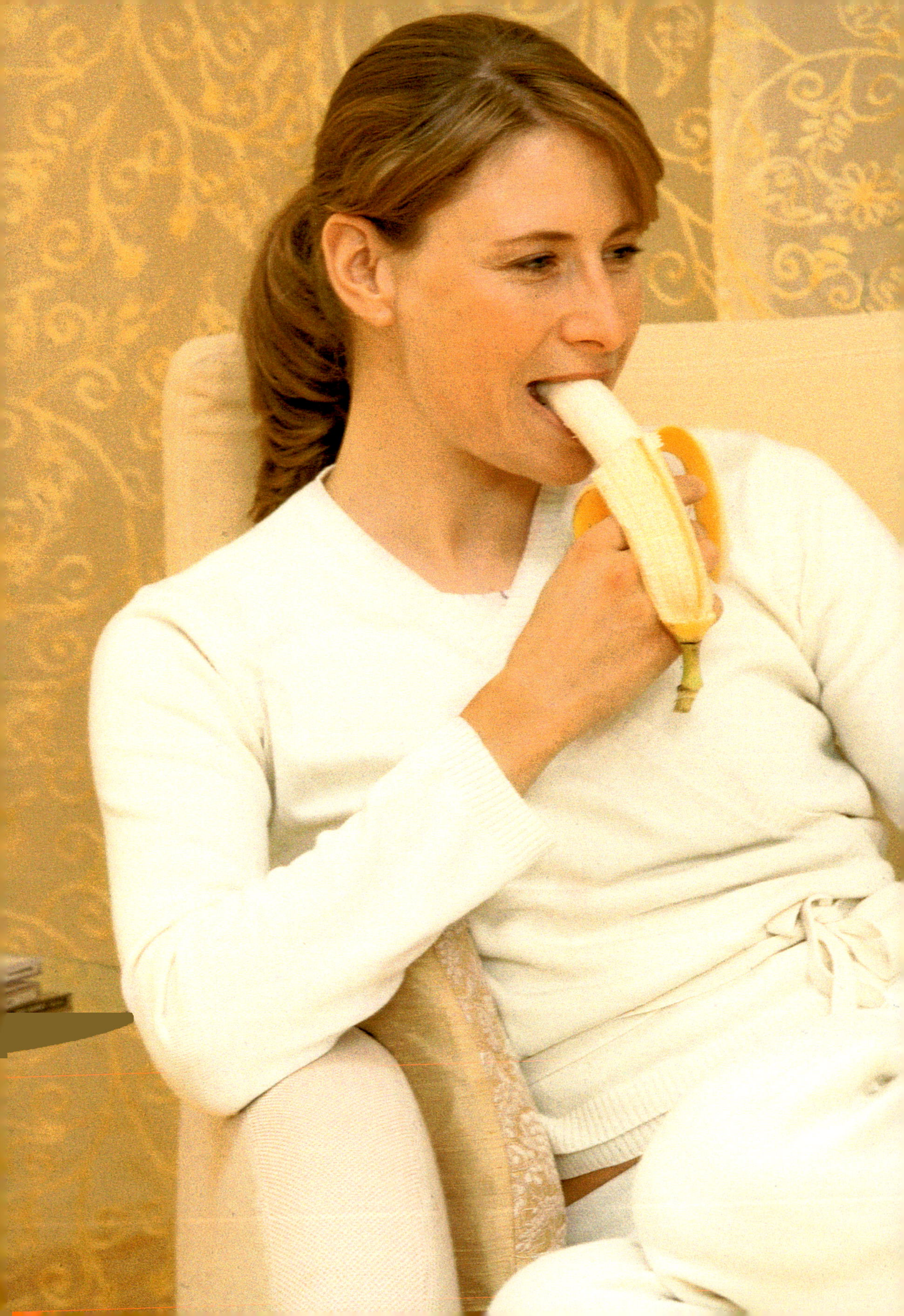

Die Slow-Motion-
Fitness-Ernährung

Das Essen für Sieger

Zu viel, zu fett, zu süß? Damit ist jetzt Schluss. Mit ein paar einfachen Schritten können Sie die Ernährung umstellen und tanken dann immer Super.

Wer wirklich fit, in Form und gesund sein will, sollte neben seinem Slow-Motion-Programm auch noch auf die Ernährung achten. Denn typgerechtes und ausgewogenes Essen gehört für den gesundheitsbewussten und modernen Menschen von heute einfach dazu. Und es ist auch gar nicht so schwer, sich im Überangebot an Nahrungsmitteln zurechtzufinden. Schlank ohne Stress, kein knurrender Magen, kein Heißhunger - das funktioniert tatsächlich, wenn Sie ein paar Regeln beachten.
Der wichtigste Punkt: Nahezu alle Diäten und Ernährungsempfehlungen bauen genau das ab, was der Mensch eigentlich braucht - nämlich Muskeln statt Fett. Das macht sich auf der Waage zwar ganz gut, weil die Pfunde schnell purzeln. Bringt aber nicht viel. Muskeln auf- und Fett abbauen heißt deshalb die Devise. Bedenken Sie: Genau wie ein Architekt nur mit den besten Baumaterialien ein Meisterwerk erschaffen kann, genauso kann auch unser Körper nur dann optimal funktionieren, wenn er mit den besten Grundstoffen versorgt wird.

Kohlenhydrate

Sie sind die Energielieferanten des Körpers und kommen hauptsächlich in pflanzlicher Nahrung vor. Man unterscheidet einfache und komplexe Kohlenhydrate. Wer sich gesund ernähren will, nimmt hauptsächlich die komplexe Form zu sich und reduziert die einfache Variante. Komplexe Kohlenhydrate stecken in Vollkornprodukten, Kartoffeln und Müsli. Einfache vor allem in Schokolade, Eiscreme und Limonaden.

Eiweiße

Proteine (Eiweiße) sind die Baustoffe des Körpers, sie sind die wichtigste Voraussetzung für schöne Muskeln und darüber hinaus am Aufbau von Enzymen, Hormonen und Abwehrstoffen beteiligt. Eine

ausgewogene Mischung aus pflanzlichem und tierischem Eiweiß ist ideal, wobei der pflanzliche Anteil größer sein sollte. Besonders günstige Eiweißkombinationen sind Kartoffeln mit Ei oder Quark, Vollkornbrot mit Käse, Hafer und andere Getreideflocken mit Milch, Hülsenfrüchte mit Fisch oder Fleisch, Bohnen mit Vollkorngetreide, Mais mit Bohnen oder Milchprodukten.
Für Personen, die weder Fleisch noch Milch mögen oder vertragen, gibt es spezielle Eiweißprodukte in der Apotheke (zum Beispiel Almased®).

Fette

Sie sind ziemlich unbeliebt, aber besser als ihr Ruf. Denn auch Fette liefern Energie. Diese steht dem Körper aber nicht so schnell zur Verfügung wie die Energie aus Kohlenhydraten. Folge: Aus überschüssiger Fettenergie werden Fettdepots für Notzeiten angelegt. Während Kohlenhydrate am besten mit Superbenzin verglichen werden können, handelt es sich bei Fetten um Dieseltreibstoff. Fette sind für lang andauernde Leistungen wichtig, helfen bei der Aufnahme fettlöslicher Vitamine und unterstützen die Funktionsfähigkeit des Immunsystems.

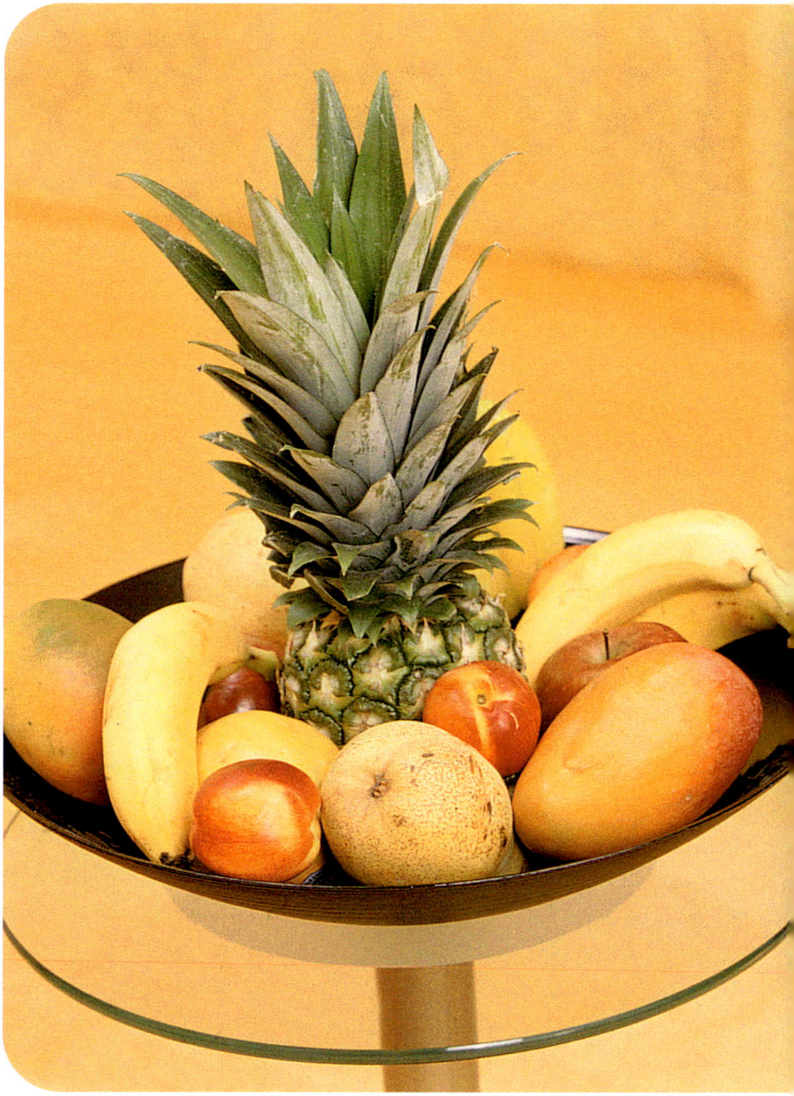

Täglich Obst und Gemüse – das gesündeste Geschenk für Ihren Körper.

Die wichtigsten Ernährungstipps

Es ist gar nicht so einfach, sich im Überangebot an Nahrungsmitteln zurechtzufinden. Doch es gibt ein paar ganz einfache Regeln, an die sich jeder halten kann:

Essen Sie täglich Obst und Gemüse. Sie enthalten lebenswichtige Biostoffe, bringen den Stoffwechsel in Ordnung, stärken das Immunsystem, enthalten massig Ballaststoffe, viele Vitamine, sekundäre Pflanzenstoffe und wenig Kalorien.

Wie schon erwähnt, sind komplexe Kohlenhydrate besonders wichtig. Vollkornbrot, Reis, Nudeln, Kartoffeln und zuckerfreies Müsli sind ideal und liefern für viele Stunden Energie. Der Blutzuckerspiegel bleibt konstant, Heißhungerattacken wird vorgebeugt.

Bei Fett heißt es: Weniger ist mehr. Doch ganz ohne geht es auch nicht. Optimal sind ungesättigte Fettsäuren in hochwertigen Ölen (Oliven-, Raps- und Sojaöl) sowie Omega-3-Fettsäuren, die zuhauf in Meerfischen stecken (am besten zweimal wöchentlich Fisch auf den Tisch). Vorsicht bei versteckten Fetten in Fleisch, Wurst und Fertigprodukten. Also, Aufschnitt sparsam verwenden. Besser sind fettarmer Käse Hüttenkäse, Mozzarella, Käse mit 30 % Fett i.d.Tr.) oder auch fettarmer Wurstaufschnitt wie Bierschinken, Kasseler, Lachsschinken.

Den täglichen Bedarf an wertvollem Eiweiß sollten Sie überwiegend aus pflanzlichen Quellen wie Soja, Getreide, Kartoffeln, Bohnen, Erbsen und Linsen decken.

Trinken Sie viel. Sportlich aktive Menschen sollten dem Körper täglich bis zu drei Liter Mineralwasser oder Apfelsaftschorle zuführen. Geheimtipp: Trinken Sie vor jedem Essen ein Glas Wasser. Studien haben gezeigt, dass dadurch der Stoffwechsel angekurbelt wird und die Pfunde leichter purzeln.

Darüber hinaus ist es sehr gut, jahreszeitlich zu essen, zum Beispiel viel Kohl im Winter. Auch wenn es schwer fällt, gewöhnen Sie sich an, in Ruhe zu essen und langsam zu kauen, denn die Sättigung setzt erst 20 Minuten nach dem Essen ein. Und, auch wenn Sie so erzogen wurden: Essen Sie den Teller nicht unbedingt leer.

Die besten Tipps für den Lebensmitteleinkauf

Kaufen Sie für jeden Tag 400 Gramm Gemüse und mindestens 200 Gramm Obst frisch ein und gehen Sie nur satt einkaufen. Meiden Sie Süßigkeiten- und Keksregale, obwohl gegen ein Stück Schokolade oder Kuchen ist absolut nichts einzuwenden. Lassen Sie sich nur dünne Käse- und Wurstscheiben verkaufen.

Die besten Tipps für den Haushalt

Kochen Sie möglichst immer mehrere Portionen. Was übrig bleibt, kann eingefroren werden. Tiefkühlprodukte sind völlig okay, das gilt auch für Obst. Beim Mehl möglichst Type 1050 und nicht 405 kaufen, noch besser ist Vollkornmehl. Verwenden Sie so wenig Zucker und Honig wie möglich und auch Salz sehr sparsam.
Extratipp: Verwenden Sie reichlich Kräuter. Basilikum ist appetitanregend, Bohnenkraut ist magenfreundlich, Thymian unterstützt die Fettverdauung, Oregano fördert den Gallenfluss.

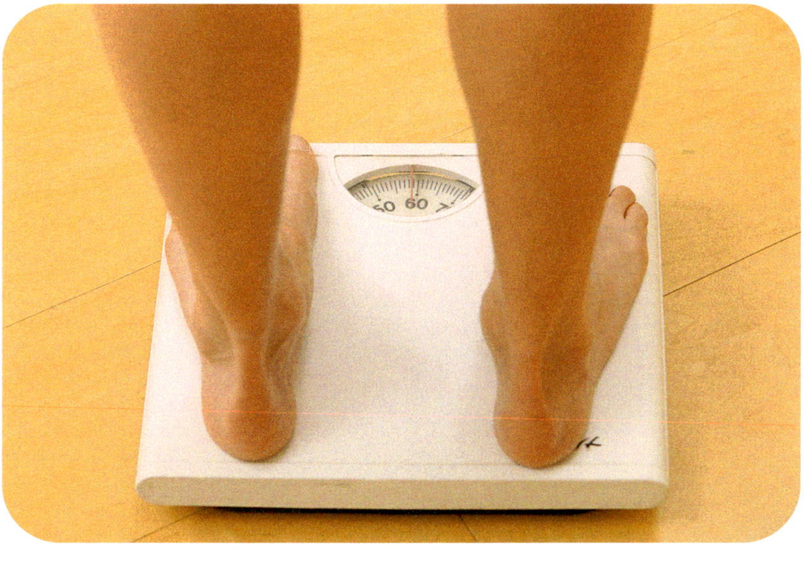

Der Weg zum Wunschgewicht ist nicht ganz einfach – aber jeder kann es schaffen.

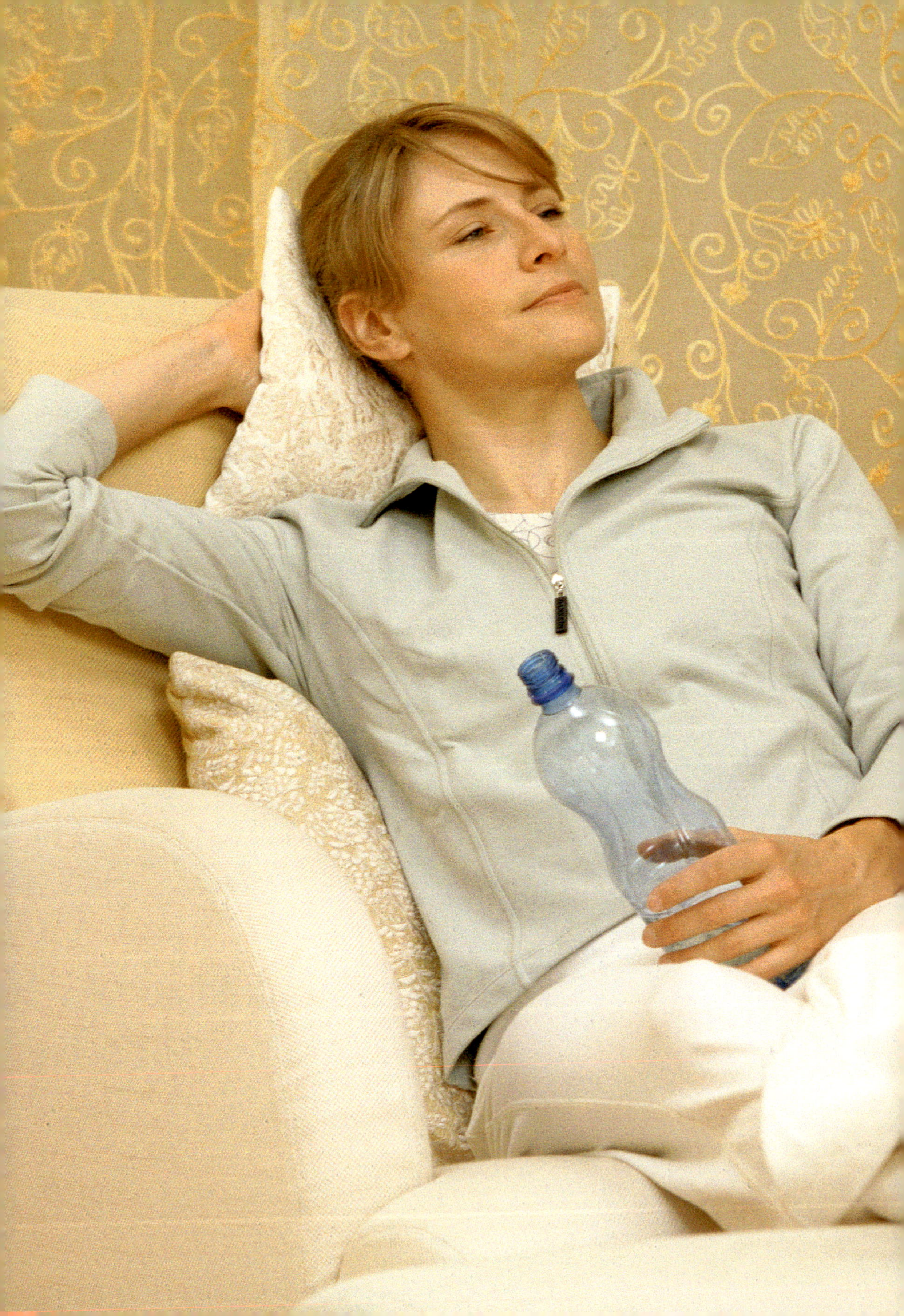

Time Out – *der tägliche Kampf gegen den Stress*

In der Ruhe liegt die Kraft

Entspannung, ein besseres Körpergefühl, mehr Power im Job, einfach mehr Energie. Mit den richtigen Strategien ist das kein Problem.

Keine Zeit, total verplant, immer ausgebucht, ständig in Anspannung - im Beruf, beim Einkaufen und sogar in der Freizeit. Wer kennt sie nicht, die alltäglichen Situationen, in denen alles über einem zusammenzubrechen droht. Unter Stress leiden Millionen von Menschen: Schüler, Hausfrauen, Sekretärinnen, Manager, Chefs. Es ist ein mächtiger Mechanismus, dem wir besondere Aufmerksamkeit widmen sollten, denn sonst macht er uns krank.

Dabei ist Stress nicht per se etwas Schlechtes. Entscheidend ist, ob sich eine Stressbelastung aufbauend und anregend (Eustress) oder entkräftend und entnervend bemerkbar macht (Disstress). Normalerweise wird der Körper mit akuten Stresssituationen gut fertig und ist in der Lage, sich anzupassen. Wer aber wiederholt in Stress gerät und keine Lösung findet, ist gefährdet. Die Anpassungsfähigkeit geht verloren.

Der Körper lässt sich Dauerstress nicht ewig gefallen: Stress verursacht Schwindelgefühle, Ohrensausen (Tinnitus) und Spannungskopfschmerzen. Er schwächt die Funktion der Verdauungsorgane; die Folgen sind Übelkeit, Durchfall, Gastritis und Magen-Darm-Geschwüre. Auch Herz und Kreislauf können in Mitleidenschaft gezogen werden: Die Stresshormone verursachen Herzrasen und erhöhten Blutdruck, das Infarktrisiko steigt dramatisch an. Auch das Immunsystem schwächelt, häufige Infekte sind dann die Folge. Neueste Studien weisen darauf hin, dass Stress auch die Entstehung von Krebs begünstigt.

Ärzte und Psychologen unterscheiden drei Stresstypen: Der »Ich-muss-unbedingt-Typ« überfordert sich selbst. Zu viele eigene Verpflichtungen setzen ihn permanent unter Druck. Ähnlich ergeht es dem »Ich-habe-keine-Zeit-Typ«. Bei ihm quillt der Schreibtisch über und er ist ständig in Terminstress, sogar in der Freizeit. Dieser Typus kann viel, nur nicht sich selbst organisieren. Dann gibt es

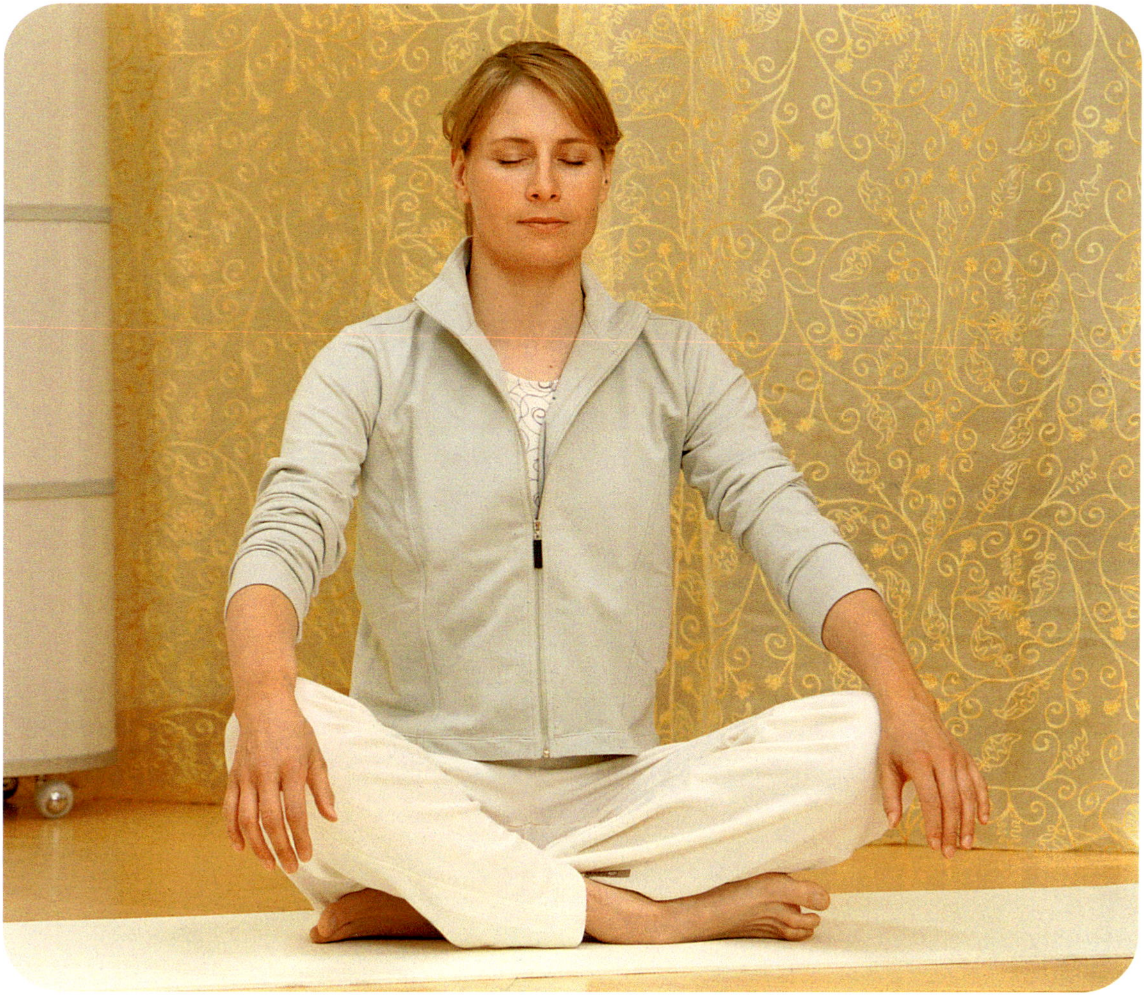

noch den »Ich-bin-total-verkrampft-Typ«. Er reagiert auf alles mit körperlichen Verspannungen und Kopfschmerzen. Nachts knirscht er schon mal mit den Zähnen.

Ruhereise ins Ich. Nehmen Sie sich täglich ein paar Minuten Zeit dafür.

So unterschiedlich die Stresssymptome, so spezifisch muss auch dagegen vorgegangen werden (siehe nächste Doppelseite). Der »Ich-muss-unbedingt-Typ« sollte versuchen, seine Einstellung zu ändern. Dabei kann Meditation oder autogenes Training helfen. Der »Ich-habe-keine-Zeit-Typ« muss an seinem Zeitmanagement arbeiten und lernen abzuschalten, zum Beispiel mit Atemtherapie oder Yoga. Der »Ich-bin-total-verkrampft-Typ« kann am besten bei Ausdauersport und Muskelentspannung abschalten.

Time Out – die besten Relax-Strategien

Entspannung will gelernt sein. Glücklicherweise gibt es ein paar sehr gute und leicht umsetzbare Methoden.

Stress im Job, Ärger im Privaten, Leben auf der Überholspur – kein Wunder, wenn der Körper dabei aus dem Gleichgewicht gerät. Steuern Sie dagegen an, lernen Sie, wieder auf Ihren Körper zu hören, und finden Sie Ihren eigenen Rhythmus, entdecken Sie die Langsamkeit – wie beim Slow-Motion-Training. Die folgenden Entspannungstechniken können dabei eine wertvolle Hilfe sein.

Autogenes Training

Die mehr als 80 Jahre alte Technik der Selbsthypnosen, nimmt mit formelhaften Sätzen (»Mein Arm ist ganz schwer …«) Einfluss auf körperliche Vorgänge. Die leicht zu erlernende Methode schaltet den Körper wieder auf Ruhe um.
Neueste Messmethoden konnten nachweisen, dass autogenes Training direkt auf bestimmte Gehirnzentren wirkt, die die Entspannung an den Körper weiterleiten.
Fazit: Für Erwachsene wahrscheinlich die beste Entspannungsmethode. Fast alle Krankenkassen bieten die Kurse für Versicherte kostenlos an.

Meditation

Meditation heißt übersetzt »in Gedanken sein« und beschreibt genau, worum es geht: einen Bewusstseinszustand zu erreichen, der die innere Balance wieder herstellt. Wer sich in sein Innerstes versenkt, gerät in eine Art Zwischenwelt. Durch Meditation gelingt es, den Wachzustand zu verschieben, und obwohl man nicht schläft, kommt man in einen entspannten Zustand (Alpha-Zustand). Moderne Messungen zeigen, dass sich beim Meditieren die Gehirnaktivität deutlich verändert. Das Gehirn schüttet dabei beruhigende Botenstoffe aus, die dem Stress entgegenwirken.
Fazit: Sehr gute Methode, die aber viel Geduld erfordert, bis man sie richtig beherrscht.

Muskelentspannung nach Jacobson

Bei der so genannten progressiven Muskelentspannung werden die Muskeln in einer bestimmten Reihenfolge so fest wie möglich angespannt und dann wieder gelöst. Der sich entspannende Muskel zeigt eine Rückwirkung auf das zentrale Nervensystem. Chemische Botenstoffe werden ausgeschüttet und liefern dem Gehirn die Information, dass der Alarmzustand beendet ist. Folge: Die Produktion des Adrenalins wird eingestellt, Herzschlag und Blutdruck sinken.
Fazit: Mehr als 20 Studien beweisen die Wirksamkeit, auch für Kinder ist die Methode sehr gut geeignet. Viele Kassen bieten kostenlos Kurse an.

Qi Gong

Die harmonischen und langsam fließenden Bewegungen und Körperhaltungen passen perfekt zur Slow-Motion-Fitness. Die Übungen sind immer begleitet von der Vorstellung, dass sich beim Einatmen der Körper mit Lebensenergie (Qi) füllt.
Durch das Qi Gong werden bestimmte Punkte an den Meridianen (Leitbahnen) aktiviert und die Energie wieder zum Fließen gebracht. Das vermittelt Ruhe und Gelassenheit, fördert die Entspannung, wirkt sich günstig auf das Nervensystem aus.
Fazit: Lässt sich leicht erlernen und ist fast überall durchführbar. Manche Kassen und Fitness-Studios bieten Kurse an.

Muskelentspannung nach Jacobson – sie wirkt schon nach wenigen Minuten.

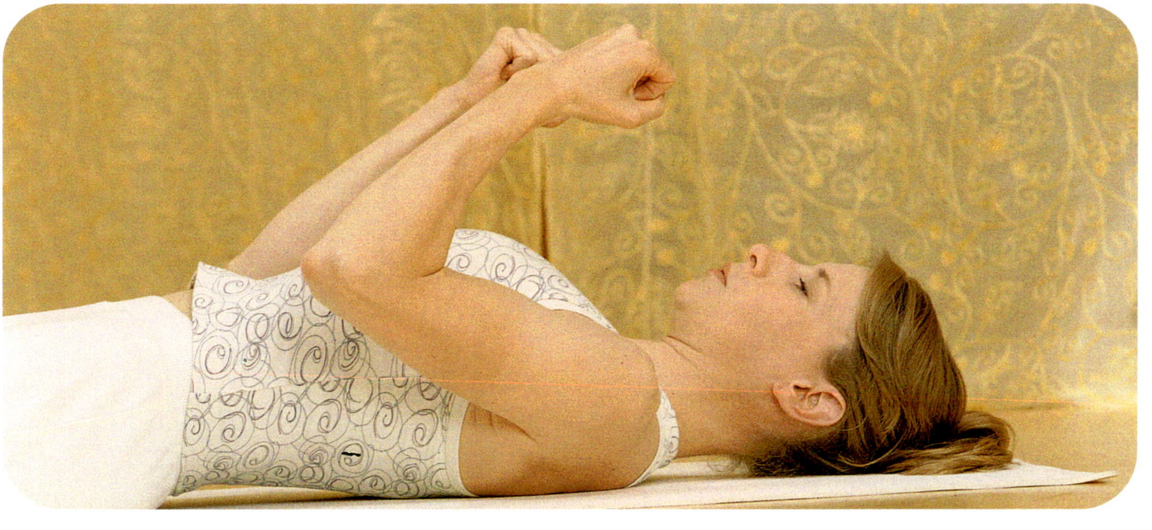

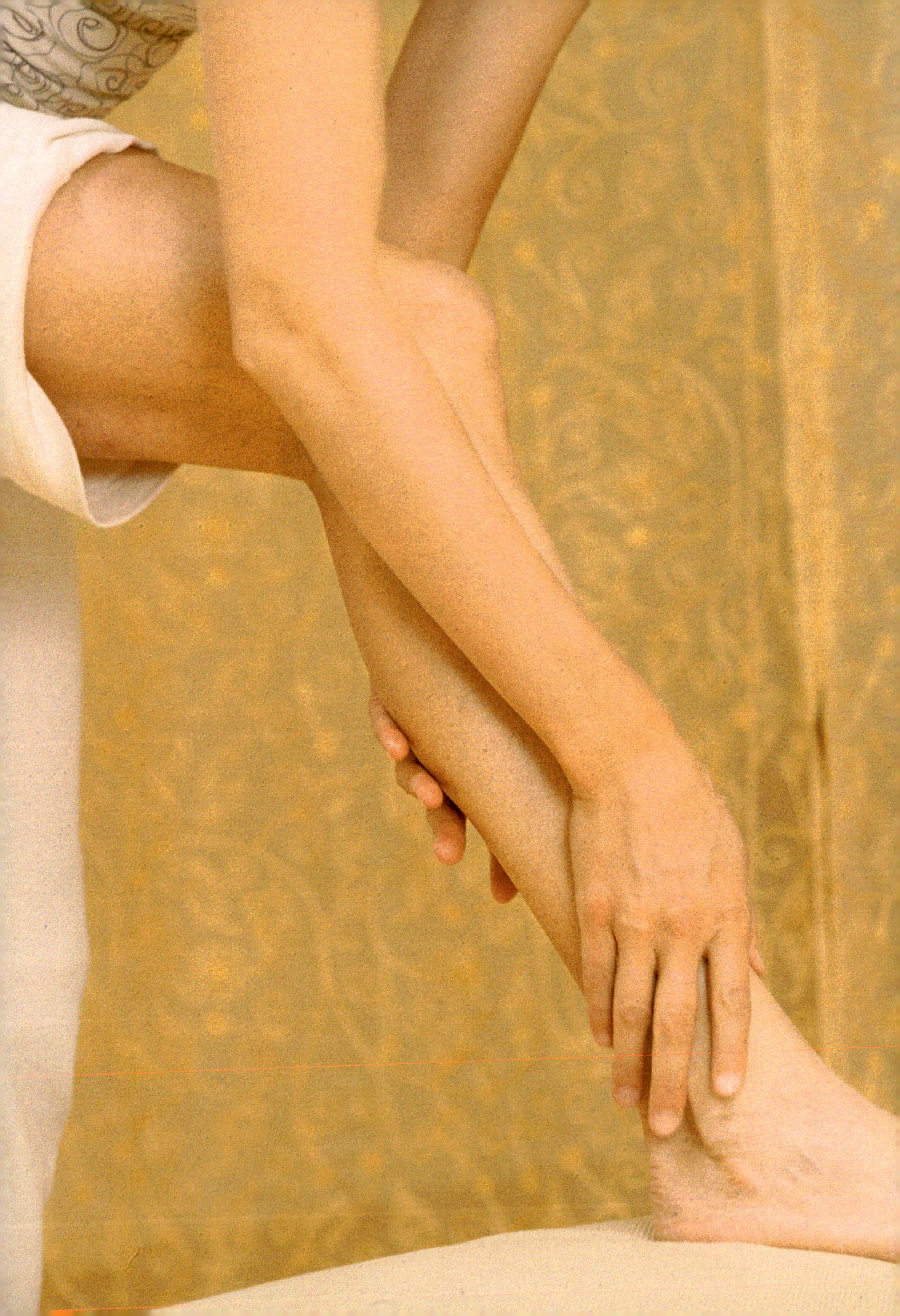

Was sonst noch *wichtig ist*

Gesundheits-Check

Slow-Motion-Fitness ist sehr sicher und die Gefahr, sich zu verletzen, äußerst gering. Man darf aber nicht unterschätzen, dass die extrem langsam ausgeführten Bewegungen den Körper auch ganz schön fordern können. Bevor Sie also mit dem regelmäßigen Training beginnen, sollten Sie sich medizinisch durchchecken lassen. Das gilt insbesondere für alle über 35 und all diejenigen, die noch nie oder seit mindestens drei Jahren keinen Sport mehr getrieben haben. Vorher zum Arzt sollten auch alle, die unter einem zu hohen oder zu niedrigen Blutdruck leiden, zu hohe Cholesterinwerte aufweisen, sowie Diabetiker und auch Raucher. Am besten suchen Sie einen Sportmediziner auf. Er kann Ihnen, nach Auswertung Ihrer Daten, die besten Ratschläge geben.

Wer lange keinen Sport getrieben hat, sollte regelmäßig seinen Blutdruck checken.

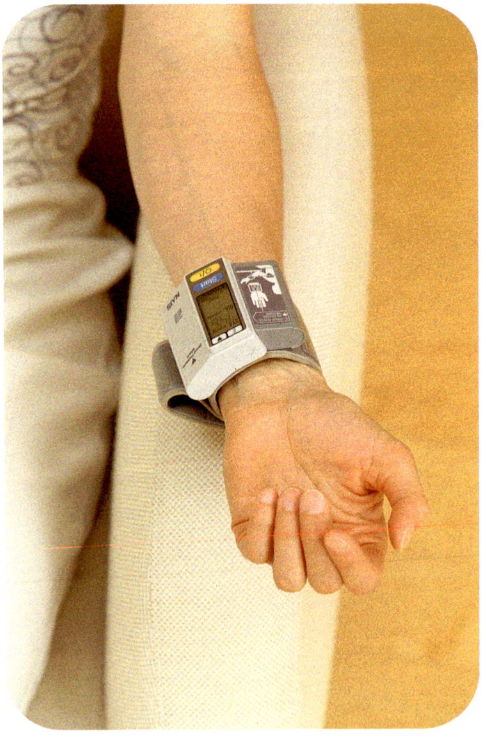

Zu einer guten sportärztlichen Untersuchung gehören:

- ein Ruhe- sowie ein Belastungs-EKG,
- ein Muskelfunktionstest zur Überprüfung eventuell verkürzter oder nicht mehr funktionsfähiger Muskeln,
- eine orthopädische Untersuchung mit Gelenk- und Haltungsprüfung.

Ideal ist ein so genannter Allround-Check. Er kostet rund 70 Euro und sollte idealerweise bei einem Sportmediziner durchgeführt werden. Eine Investition, die sich auf jeden Fall lohnt. Denn nach der Untersuchung können Sie mit dem Arzt auch gleich ein Trainingskonzept besprechen und wie Sie die Slow-Motion-Fitness am besten in den Wochenplan einbauen können. Glücklicherweise übernehmen einige Krankenkassen die Kosten, schließlich profitieren auch sie von Ihrem Training.

Dann lieber pausieren!

Slow-Motion-Fitness soll Ihren Körper stärken, der Gesundheit dienen und zum allgemeinen Wohlbefinden beitragen. Auf gar keinen Fall soll sie Ihnen schaden. Deshalb sollten Sie unbedingt die folgenden Ratschläge beherzigen, denn es gibt ein paar Situationen, bei denen man lieber mit dem Training aussetzt:

- Niemand sollte bei Infektionen (grippalem Infekt) oder akuten Entzündungen trainieren. Der Körper braucht jetzt all seine Energie, um sich gegen die Krankheitserreger zu wehren. Wer sich trotzdem körperlich belastet, riskiert, dass sich die Infekte ausbreiten und im schlimmsten Fall sogar andere Organe befallen.

- Wenn beim Training Schmerzen auftreten, sollten Sie sofort einen Gang runterschalten oder Übungen machen, die keine Probleme bereiten. Generell gilt: Niemals in den Schmerz hinein trainieren.

- Passen Sie Ihr Trainingsprogramm der jeweiligen Tagesform an. Es kann immer wieder vorkommen, dass man sich an einem Tag nicht so wohl fühlt, während man an anderen Tagen Bäume ausreißen könnte. Wenn Sie sich schlapp fühlen, ist es völlig okay, das Programm ein wenig zu reduzieren. Genauso gut ist es aber auch, eine Schippe drauf zu legen, wenn Sie sich richtig fit fühlen. Allerdings darf das Slow-Motion-Fitness-Programm nie in Stress ausarten.

- Ganz wichtig: Es sind zwar nur 20 Minuten Belastung - aber die haben es in sich. Unterschätzen Sie also nicht die Regenerationszeit, die der Körper benötigt. Wie schon erwähnt, braucht der Organismus nach dem Slow-Motion-Programm mindestens 48 Stunden bis zur vollständigen Erholung. Vor allem untrainierte Sehnen brauchen manchmal sogar noch länger. Also machen Sie immer mindestens einen, besser zwei Tage Pause zwischen den einzelnen Trainingseinheiten. Wer diese Pause nicht einhält, riskiert Sehnenansatzreizungen. Der Heilungsverlauf dauert sehr lange und es wäre doch schade, wenn Sie Ihr persönliches Fitness-Training längere Zeit unterbrechen müssten.

Ausdauertraining

Kein noch so gutes Medikament aus der Chemieküche eines Pharmalabors kann die gesundheitlichen Wirkungen eines moderaten Ausdauerprogramms ersetzen.

Fest steht: Slow-Motion-Fitness hat unschlagbar viele präventive Wirkungen, kann es mit den besten Medikamenten aufnehmen, macht fit, vital und leistungsfähig. Doch wenn Sie Ihrem Körper die perfekte Rundum-Betreuung bieten wollen, sollten Sie auch auf Ausdauersport nicht verzichten. Denn nach wie vor gibt es nichts Besseres für das Herz-Kreislauf-System als moderates Jogging, Radeln oder Nordic Walking. Sicher, der Zeitaufwand ist nicht zu unterschätzen. Ideal sind zwei- bis dreimal die Woche 30 bis 50 Minuten Bewegung bei einem Puls von 120 bis 140 Schlägen pro Minute. Doch dafür werden Sie auch belohnt: Regelmäßiges Ausdauertraining erleichtert Herz und Kreislauf die Arbeit. Ein trainiertes Zentralorgan wächst und kann mit einem Schlag deutlich mehr Blut durch den Körper pumpen. Das spart Energie und verbraucht weniger Sauerstoff. Das Gefäßsystem erweitert sich, der Blutdruck bleibt bis ins hohe Alter stabil. Und weniger Druck in den Gefäßen bedeutet auch weniger Verschleiß.

Immer gut drauf

Ein weiterer wichtiger Grund für ein Ausdauertraining ist seine Auswirkung auf die Psyche. Noch rätseln die Forscher, warum beispielsweise lockeres Joggen sich so positiv auf die Psyche auswirkt, was auch noch Stunden nach dem Lauf anhält. Vermutlich ist es das Mehr an Sauerstoff, mit dem jede Zelle des Körpers optimal versorgt wird. Funktionieren kann das Ganze aber nur, wenn Sie auch hier die Langsamkeit entdecken. Doch nach wie vor hecheln drei von vier Freizeitsportlern mit viel zu hohem Tempo durch die Parks und Wälder. Wichtig ist, dass das Training im aeroben Bereich bleibt, Sauerstoffaufnahme und Sauerstoffverbrauch sich also die Waage halten. Und das ist eher bei weniger Tempo der Fall. Die beste Orientierung ist - wie gesagt - der Puls. Das Tempo, bei dem der Puls - nach 90 Sekunden Anlaufphase - eine halbe Stunde lang konstant bleibt, ist das individuell richtige. Laufen, radeln, walken,

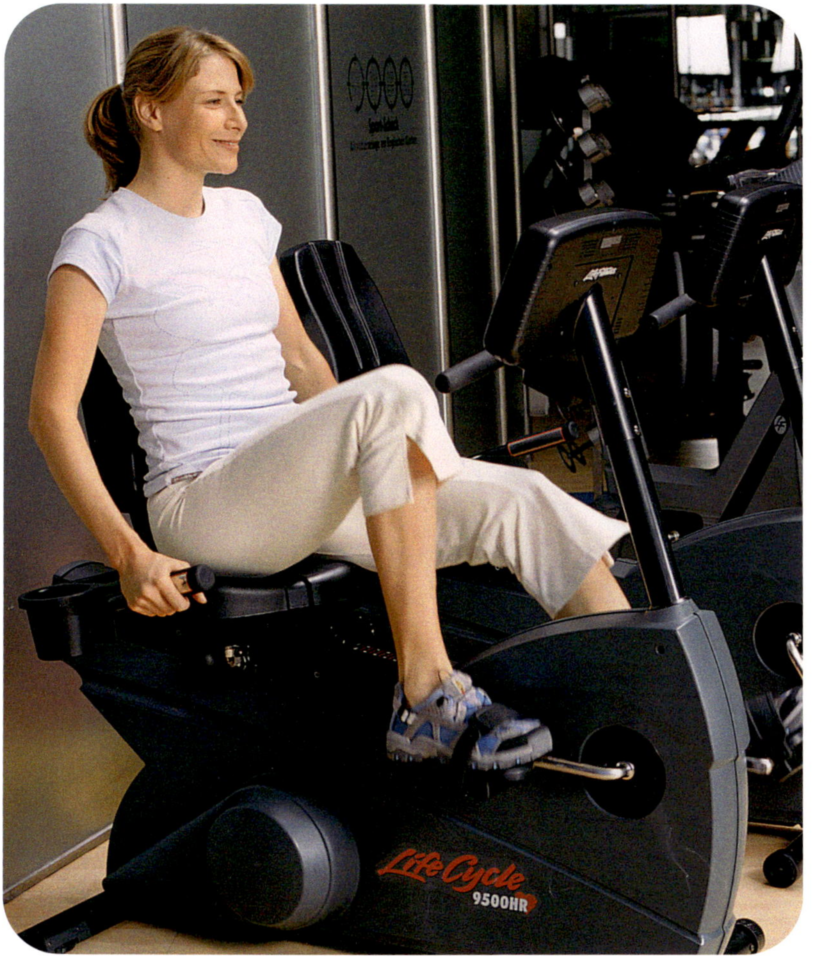

Bei schlechtem Wetter kann man sein Ausdauertraining auch auf dem Ergometer durchführen.

ohne zu schnaufen, heißt deshalb auch die vernünftige Devise. Ein besonders wichtiger Ausrüstungsgegenstand ist die Pulsuhr. Modelle gibt es ab 40 Euro. Bei guten Modellen (ca. 80 Euro) lässt sich sogar eine Pulsunter- und -obergrenze einstellen.

Für Jogger gilt, dass sie gute Laufschuhe brauchen, sonst sind Achillessehnen- oder Knieprobleme vorprogrammiert. Wer lieber Nordic Walking machen möchte, sollte unbedingt ein Einführungsseminar besuchen. Es sieht zwar einfach aus, doch Untersuchungen haben gezeigt, dass rund 80 Prozent aller Nordic Walker die Stöcke falsch einsetzen. Ein geschulter Coach kann Ihnen die richtige Handhabung schnell beibringen. Und Radler sollten unbedingt auf die richtige Sattelhöhe achten.

Register